中国医学临床百家

余力生 /著

常见内耳疾病
余力生 2017 观点

U0200611

科学技术文献出版社
SCIENTIFIC AND TECHNICAL DOCUMENTATION PRESS

·北京·

图书在版编目（CIP）数据

常见内耳疾病余力生2017观点 / 余力生著. —北京：科学技术文献出版社，2017.6（2019.1重印）

ISBN 978-7-5189-2675-6

Ⅰ.①常… Ⅱ.①余… Ⅲ.①内耳—耳疾病—诊疗 Ⅳ.① R764.3

中国版本图书馆 CIP 数据核字（2017）第 101194 号

常见内耳疾病余力生2017观点

策划编辑: 巨娟梅　责任编辑: 巨娟梅　李　丹　责任校对: 张吲哚　责任出版: 张志平

出 版 者	科学技术文献出版社	
地 址	北京市复兴路15号　邮编　100038	
编 务 部	（010）58882938，58882087（传真）	
发 行 部	（010）58882868，58882870（传真）	
邮 购 部	（010）58882873	
官 方 网 址	www.stdp.com.cn	
发 行 者	科学技术文献出版社发行　全国各地新华书店经销	
印 刷 者	北京虎彩文化传播有限公司	
版 次	2017 年 6 月第 1 版　2019 年 1 月第 8 次印刷	
开 本	710×1000　1/16	
字 数	184千	
印 张	20　彩插2面	
书 号	ISBN 978-7-5189-2675-6	
定 价	128.00元	

序
Foreword

韩启德

欧洲文艺复兴后，以维萨利发表《人体构造》为标志，现代医学不断发展，特别是从 19 世纪末开始，随着科学技术成果大量应用于医学，现代医学发展日新月异，发生了根本性的变化。

在过去的一个世纪里，我国现代化进程加快，现代医学也急起直追。但由于启程晚，经济社会发展落后，在相当长的时期里，我国的现代医学远远落后于发达国家。记得 20 世纪 50 年代，我虽然生活在上海这个最发达的城市里，但是母亲做子宫切除术还要到全市最高级的医院才能完成；我患猩红热继发严重风湿性心包炎，只在最严重昏迷时用过一点青霉素。20世纪60—70年代，我从上海第一医学院毕业后到陕西农村基层工作，在很多时候还只能靠"一根针，一把草"治病。但是改革开放仅仅30多年，我国现代医学的发展水平已经接近发达国家。可以说，世界上所有先进的诊疗方法，中国的医生都能做，有的还做得更好。更为可喜的是，近年来我国医学界开始取得越来越多的原创性成果，在某些点上已经处于世界领先地位。中国医生已经不再盲从发达国家的疾病诊疗指南，而能根据我们自己的经验和发现，根据我国自己的实际情况制定临床标准和规范。我们越来越有自己的东西了。

要把我们"自己的东西"扩展开来，要获得越来越多"自己的东西"，就必须加强学术交流。我们一直非常重视与国外的学术交流，第一时间掌握国外学术动向，越来越多地参与国际学术会议，有了"自己的东西"也总是要在国外著名刊物去发表。但与此同时，我们更需要重视国内的学术交流，第一时间把自己的创新成果和可贵的经验传播给国内同行，不仅为加强学术互动，促进学术发展，更为学术成果的推广和应用，推动我国医学事业发展。

我国医学发展很不平衡，经济发达地区与落后地区之间差别巨大，先进医疗技术往往只有在大城市、大医院才能开展。在这种情况下，更需要采取有效方式，把现代医学的最新进展以及我国自己的研究成果和先进经验广泛传播开去。

基于以上考虑，科学技术文献出版社精心策划出版《中国医学临床百家》丛书。每本书涵盖一种或一类疾病，由该疾病领域领军专家撰写，重点介绍学术发展历史和最新研究进展，并提供具体临床实践指导。临床疾病上千种，丛书拟以每年百种以上规模持续出版，高时效性地整体展示我国临床研究和实践的最高水平，不能不说是一个重大和艰难的任务。

我浏览了丛书中已经完稿的几本书，感觉都写得很好，既全面阐述有关疾病的基本知识及其来龙去脉，又介绍疾病的最新进展，包括笔者本人及其团队的创新性观点和临床经验，学风严谨，内容深入浅出。相信每一本都保持这样质量的书定会受到医学界的欢迎，成为我国又一项成功的优秀出版工程。

《中国医学临床百家》丛书出版工程的启动，是我国现代医学百年进步的标志，也必将对我国临床医学发展起到积极的推动作用。衷心希望《中国医学临床百家》丛书的出版取得圆满成功！

　　是为序。

作者简介
Author introduction

    余力生，1966 年 5 月 31 日出生于河北省张家口市，祖籍湖北洪湖。1982—1988 年就读于同济医科大学。1991 年在德国 Wūrzburg 大学师从世界著名耳科学家 J Helms 教授，系统学习耳显微手术技术，1994 年获得德国医学博士学位。

    现为北京大学人民医院耳鼻喉科主任、博士研究生导师、北京大学言语听觉研究中心副主任。擅长耳显微手术、人工耳蜗植入。目前已完成人工耳蜗植入 1000 余例。2002 年完成了中国大陆首例双侧人工耳蜗植入。在耳聋、耳鸣、眩晕的诊断和治疗方面有较深造诣。

    现任国际耳内科学会中国分会副主席、中国研究型医院学会听觉医学专业委员会副主任委员、医促会耳内科分会副主任委员、Collegium Oto-Rhino-Laryngologicum Amicitiae Sacrum（CORLAS）会员、中华医学会耳鼻咽喉头颈外科分会全国委员、北京医学会耳鼻咽喉头颈外科分会副主任委员、德国耳鼻咽喉头颈外科学会会员。《中华耳科学杂志》副主编，《中华耳鼻咽喉头颈外科杂志》等多本专业杂志编委。

发表专业论著100余篇，参与《全国八年制耳鼻咽喉头颈科学统编教材》等十余部专业书籍的编写工作。

前 言
前 言
Preface

　　有些惭愧地说，我在大学期间和在同济医院工作期间，不太用功。大学期间，总是比较晚到教室学习，又是最早回寝室的。在同济医院作住院医生时，同学、朋友很多，自己兴趣又广泛，喜欢踢足球、喜欢打牌，每天晚上都玩得很晚、很嗨。学习基本上靠获取上级医生查房讲的知识为主，无忧无虑，不思进取。

　　1991年去德国学习是我人生的一次重大转变。到了德国才真正意识到差距是如此巨大。我的导师 J Helms 教授是国际上著名的耳科大师，耳硬化症镫骨手术从切口开始到缝完皮，一般只需要 15 分钟；3cm 以内的听神经瘤，手术时间从未超过一个半小时。震撼！绝对的震撼！我当时感觉我的导师就是江湖中的风清扬，像大海，深不见底；像高山，看不到顶。1994 年在德国 Bochum 的一个耳显微技术学习班上，一位著名的耳科教授演示中耳炎手术。非常罕见的是，这个患者有脑脓肿。中耳炎出现脑脓肿当时在中国还很常见，而在德国已经绝迹多年了。J Helms教授做手术讲解，那位做手术演示的教授显然没有处理脑脓肿的经验，但是他很聪明，他说："现在是英雄出场的时候了，应该请我们之中最德高望重的J Helms教授展示一下了。"J Helms教授很风趣地说："我想也是"。当J Helms教授准确地定位穿刺，脑脓肿的脓液被缓缓放出时，现场所有观摩手术的医生集体站立，长时间鼓掌。非常像好莱坞大片结尾时，英雄拯救了世界以后的场景。对我的医学生涯影响最大的无疑就是在德国师从J Helms教授的那段经历了。遗憾的是导师后来因为中风不能继续手术，年轻医生无法现场观摩到大师的精湛技艺了。但是，导师虽然淡出江湖，但江湖仍然满是导师的传说！

留学德国，让自己改变了许多，最大的改变还是能够静下心来学习了。白天观摩大师的手术，晚上接着看书，努力领会大师思想的奇妙之处。随着自己功底的提升，每次阅读都会有新的收获，在第二遍、第三遍阅读时的收获会更多。不是每个人都有直接向大师讨教的缘分，但是书籍就是向大师讨教的媒介，通过书籍，你可以穿越时空，领悟大师的精髓，使自己得到提高。虽然工作很忙，我至今还保持着每周抽出半天左右的时间用来读书的习惯。

回国后经过20多年的努力，我今天终于可以说，导师的高山，我能看到顶了；导师的大海，我能看到底了。但是我永远达不到他的高度，因为他是天才，不世出的天才。我终于能够理解"十年树木百年树人"的含义了，天才是几百年才能出一个的。CT的发明者Godfrey Newbold Hounsfield有句名言：学习是获取别人智慧的过程。天生聪颖的高智商者毕竟凤毛麟角，但是只要学习，不断地学习，作为一名医生就能够不断进步，提高自己的技术水平，更好地改善疗效。我深信，天才的医生不是培养出来的。大多数医生只要不断地努力学习，都可以成为好医生。

最为难忘1999年，我再次到德国学习，收到一份特殊的圣诞礼物。J Helms教授告知我圣诞礼物太沉了，需要我自己去他的办公室拿。我走进J Helms教授的办公室，他的秘书指着一个大箱子说，这就是教授给您的。里面是全套耳鼻咽喉头颈外科全书和全套手术图谱。这是多么令我震撼的礼物啊！每本书原价要数百美金，而其内的知识又岂能是用金钱计算出来的！

谈到国内耳鼻咽喉头颈外科专业的精品书，首推20世纪70年代末武汉医学院牵头编写的《耳鼻咽喉科学（第二版）》，主编是魏能润教授。魏能润教授是我国耳鼻咽喉科的鼻祖，是耳鼻咽喉科先驱李宝实教授的大弟子。当年武汉协和医院（现华中科技大学同济医学院附属协和医院）还有一位才子——王聪教授。王聪教授英文好，文献读的非常多，号称活字典，是个著名的"笔杆子"。我曾经在德国与魏能润教授相识，魏老说这本书他找了国内20多位知名教授，集体在庐山写了半年，每天各位教授除了自己写，就是大家一起一字一句地讨论，所以这本书中的很多内容至今仍有借鉴意义，堪称经典。现在想要将20多位作者集中起来半年专门写书是难上加难的事情了，想要写出一本精品专业书籍非常不容易。

几年前，人民卫生出版社就找我约写书稿，一直没有写的原因是觉得医学知识进展很快，我自己的观点也在不停地修正，著书育人，如果仓促行书，恐怕误人子弟，就在写这本书的过程中，有些认识还在不断更新。比如慢性耳鸣的问题，过去认为大脑听觉中枢有记忆存储功能，长时间听某种声音（如耳鸣音），可以将这种信号存储下来，这样，无论是切断听神经或者用药物治疗慢性耳鸣都很难取得满意的效果。我自己对这种理论也曾经是深信无疑，但是随着对耳鸣认识的逐渐深入，细化耳鸣的病因及相应的病因处理后，很多过去认为不能逆转的慢性耳鸣明显减轻，甚至消失了。胃酸反流也是最近才逐渐被耳科医生认识和关注的一种非常常见的疾病。成人咽鼓管功能障碍最主要的病因应该就是胃酸反流了。胃酸反流可以引起听力下降、耳鸣、耳闷胀感、自声过响等很多耳部症状。分泌性中耳炎鼓室积液检查发现，约有40%积液中含有胃蛋白酶，这些都是最新的认识发现。

　　因此，随着科研和思考的逐渐深入，很多陈旧的观点需要修正。现在我依旧很忙，空闲时间有限，而写书需要静心，需要花时间对每个字句仔细斟酌。科学技术文献出版社的"中国医学临床百家"策划比较新颖，约我写对常见中耳疾病的个人年度观点，这一策划多少打消了我的顾虑，可以将我现有的认识和观点分享出来，如果有新的进展和认识，我今后还有机会再出版新的年度观点。这种短平快的出版方式很好地记录了一个医生的成长脚步，也让知识快速地传播开来。

　　随着医学的不断发展，很多知识在不断更新。困扰耳科医生的三大顽症——耳聋、耳鸣、眩晕的诊断和治疗有了很大的突破。随着助听器、植入式助听器、人工耳蜗的出现，加上药物治疗手段的提高，耳聋已经基本上不再成为一个难题。国外已经取消了聋哑学校，绝大部分聋儿只要治疗及时，都能够回归主流社会。很多孩子上正常学校、上大学、出国留学，听力、言语交流基本无障碍。到现在为止，我已经完成人工耳蜗植入1000余例，相当于为社会减少了1000多个残疾人，提供了1000多个劳动力，促进了1000多个家庭的和谐，心中由衷地感到作为一个医生的自豪。

　　医生是一个积德的职业，每救治一个患者，就会积一份功德。教会更多的医生，让他们拥有更高的水平，受惠的当然是广大的患者群体，所以我愿意把自己的临床经验写出来普惠社会，当然这也是作为一名医务工作者的职责。

虽然医疗行业面临着很多问题，医疗纠纷、伤医事件频发，但是我还是愿意尽自己所能做好一个医生，尽可能地把病看好，让患者感到满意。我非常喜欢台湾的星云大师，也喜欢他的很多富有人生哲理的警句。星云大师每年春节会写一幅字，有一年他写了"存好心、说好话、做好事"。我认为这"三好"正是医生所需要做到的，也常以此句自勉。

医生做的行业是个逆天行道的职业，老天爷要让患者死，医生要想方设法让患者活；老天爷要拿走患者的某个功能，医生要尽力保留或者重新恢复这个功能。但是医生毕竟不是上帝或神仙，不是普度众生的菩萨，哪怕是使出洪荒之力也无法做到完全不死人、完全能恢复患病器官的所有功能。但是无论如何，不能放弃努力，要知道奇迹不会总是出现，但是不努力肯定不会出现。

这本书的读者应该是广大的临床医生，是解决临床问题的一群人。他们经常在临床一线向患者解释各种问题，所以本书的写作风格没有用纯学术语言。我自己也始终认为，无论是学习、工作还是生活，都要充满乐趣，要让各位临床医生充满乐趣地学习。本书中为医学研究，特别是SCI文章做出了巨大贡献的各种老鼠的研究结果会少一些，各种临床案例分析会多一些。

医学也是一门人文科学，需要医生与患者进行充分有效的沟通。医生面临的患者有不同的文化、宗教、工作生活背景，且各地差异很大的方言也影响医患之间的相互理解，这就更需要医生拥有良好的沟通技巧。在与患者的沟通交流方面，西医要向中医学习，尽量用患者能够明白的语言进行交流。每位医生每天要接诊大量的患者，需要尽可能地缩短接诊时间。在这段被合理缩短的接诊时间里，如何梳理清楚医生自己的思路，用简短的引导式提问方法，以尽快掌握患者的病情，同时又要注意顾及患者急于倾诉自己疾病的痛苦之情和滔滔不绝的病情介绍，我会在本书中分享我自己的经验。本书对于常见的内耳疾病如何问诊、如何展开诊疗计划都会做出较为详细的介绍。

病因复杂的疾病，如耳鸣，通过有代表性的病例介绍，可以有条理地分析、发现耳鸣病因，对有针对性地展开治疗会有很大的帮助。每了解某一类疾病引起耳鸣症状的特点，就像打开了一扇窗户，打开的窗户越多，能看到的东西就越多，所谓的特发性（病因不明）耳鸣就会越来越少，查明病因的继发性耳鸣的比例也会越来越大，疗效自然会提高。所以，各种有代表性的病例介绍也是本书的重要内容之一。

虽然循证医学证据在指导医疗过程中非常重要，但是医生的临床经验也是非常重要的。正是有了在临床实践中得到的经验，才有可能指导今后临床医学科研研究的方向。

研究在继续，理解在提高，认识在深入。这本书只是我自己（包括北京大学人民医院我的团队）这些年来在临床常见内耳疾病诊治和研究方面的一些粗浅认识的介绍，肯定有很多不足之处，甚至未来有可能会被证实是错误的观点，在此抛砖引玉，期待大家提出更好的见解，也希望今后再版的新观点会更新、更好！

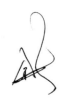

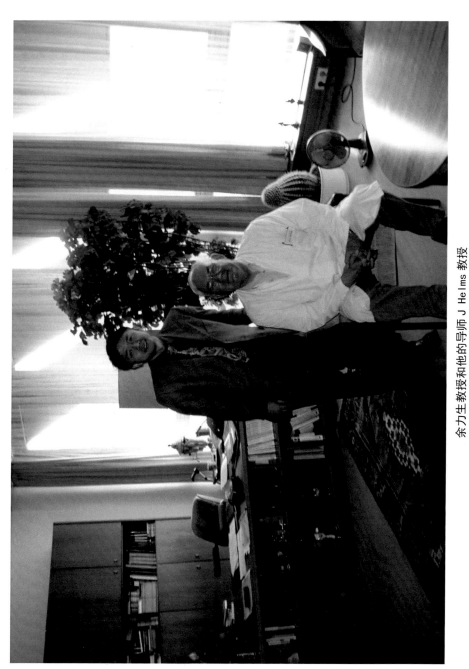

余力生教授和他的导师 J Helms 教授

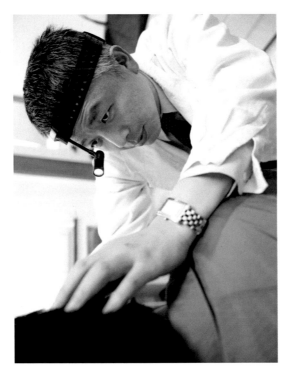

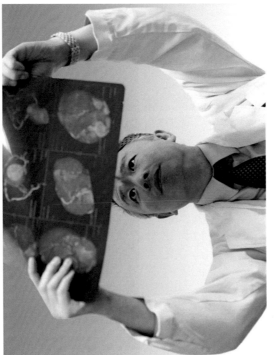

工作中的佘力生教授

目 录
Contents

梅尼埃病 / 200

前庭性偏头痛 / 236

听觉生理

1. 了解感觉器官发展的演化进程是理解听觉生理的前提

人的感觉器官用于感受环境的各种刺激，各种感受器接收不同的刺激并且传向中枢进行处理。简单的生命物体通过最古老的脑组织——脑干对这些刺激反射进行加工处理。而更多的精细刺激应答则是通过大脑，特别是脑皮质的 100 亿～ 200 亿个神经元进行调控处理。每个神经细胞，有的甚至要跟 1 万个神经突触发生关联，所以反应的多样性几乎无法计数。这些因素使每个人对于周围世界的感知充满了个性化的多样性。通过这些感觉器官，人类可以获得视觉、听觉、嗅觉，味觉、压力感觉和触觉，进行平衡调节。感受器可以为大脑提供丰富的信息，感受多彩生活。生活中很难注意到，其实人类很多感觉的灵敏度不如其他动物。

在生物进化的过程中，700 万～ 800 万年前出现第一个拥有

RNA-DNA 蛋白链的微生物，由此通过繁殖分化出现了动物世界和植物世界。第一个生化反应就有能量运输，阳光提供了能量来源，如光合反应可以产生化学反应，释放氧气。这种类型的光学反应不是简单的视觉。没有眼睛，自然界的生物也能进行"观看"行为，如一些植物的嫩枝可以利用阳光，其花朵可以根据阳光情况开放或者关闭。随着生物逐渐进化，视觉刺激也进一步进化，在水蛭、水母等动物身体上出现视斑，即光感细胞的聚集。低等动物和棘皮动物出现视沟，接着出现眼泡、眼孔及复眼。

生物对空间定向的能力与对光的反应一样重要，所以世界上第一个生物就有重力感知器官，借助位于细胞内或者空腔内（耳石）的原始平衡器官可感知重力作用方向。有些原生动物至今还有一个囊（耳囊），内有圆形的矿物质堆积，可感知位置变化。数百万年前，耳石器官和耳囊就可以帮助一些低等生物在水中和陆地上进行空间定向。第一批陆地动物已经拥有旋转感受器，如青蛙和乌龟已经有了 3 个半规管。从遗传发育学上来看，耳石系统（球囊、椭圆囊）的出现比半规管系统早得多。借此可以解释水平和垂直空间定位的发育早于对旋转和加速的感知。内耳最后发育的部分是耳蜗，说明听觉调控发育晚于前庭系统。但是从学习的角度讲，听觉信息对人类的重要性远远大于前庭信息，因为人类非常需要听觉言语沟通。

跟视觉一样，声波的处理很大程度上是在大脑。对声信号精细区分并转化成言语，以及对声信号的分析转化成节律和音乐都是在大脑进行。随着大脑体积的增加，内耳结构也在逐渐完善。Toumai 是最早的人类，诞生于非洲中部，脑体积 320 ～ 380cm³，还不能很好地听和说。进化到至今 300 万～ 390 万年前的原始非洲人已经有明显较大的内耳结构，脑体积已经达到 400cm³。其后代，至今 180 万～ 250 万年前，脑体积已经达到 700 ～ 800cm³，其能力更强，更聪明，已经能够使用劳动工具，其身体得到进一步进化。

呼吸模式发生改变对于语言的产生起了关键性的作用。四足动物每走一步都在呼吸，这种模式不可能发声。只有当直立行走后形成肺的呼吸系统和共鸣腔，喉向下坠，才解决了发声的必要前提。呼吸技巧改变的另一个副产品是人类可以通过大笑来表达快乐，而猴子不能，猴子在兴奋时的每次喊叫都必须获得空气。

至今 25 万～ 180 万年前的原始人类脑体积扩展到 900 ～ 1225cm³，可以允许大脑出现言语中枢了。他们已经懂得取火，可以烹制食品。这样就扩展了食谱，寿命进一步延长。在石器时代，距今约 40 万年的原始人类住进了山洞，其脑体积达到了 1500cm³。进入山洞也是人类进化的一个重要标志，除了能够躲避凶猛的野兽，保证体温稳定以外，另一个对人类重要的贡献就是立体听觉的出现，就是在原始人类进入山洞以后。在法国发现了若干古人类居住的山洞，山洞中有大量原始人类创作的岩画，山洞中是混响最好的地方，也是岩画创作最多的地方，故而推断，原始人类在这个山洞中举行音乐会，这是个奇异的发现。

耳廓是哺乳动物的特征，水生动物和穴居动物耳廓缺如。接受高频声刺激时，耳廓与连接的外耳道卷成漏斗状，使近鼓膜处的声压比自由声场大，这样就改善了部分频率的听力。Gardner（1962年）证明，加大的耳廓能使人在噪声中增加对中高频信号的辨别能力，尤其是前侧方传来的声音听阈明显改善。当传到外耳的声源方向与头的矢状位方向呈45°时，外耳的传音效能最大。耳廓边缘可使声压增加约3dB（3～6kHz）。Hayashi等人（1963年）证明，切除了猫的耳廓后，猫4kHz的听阈损失达15dB。

耳廓在声音的定位中也起作用。耳廓成形术失败可使声音定位发生20°的误差。而允许的正常误差约4°。耳廓肌能使耳廓外形发生改变，如蝙蝠，可用于回声定位，长耳蝙蝠的耳廓可发出超声；象和家兔的耳廓很大，可能有调节体温的作用；低等动物的耳廓呈喇叭状，竖耳肌发达，可以探测声源，特别是猫、狗、鼠等动物能够感受较高频率的声波（20～40kHz）。人类竖耳肌已经退化，但仍有一定的作用。

Kirikae曾测量30种动物外耳道的大小，指出其长度与颅骨大小成正比。外耳道借助其共振作用，与耳廓一起对鼓膜产生改变声压的作用。这种共振频率与外耳道的大小成反比。人正常的外耳道在3000Hz处的共振最强，约为10dB。外耳道还有防止异物进入中耳或内耳的作用。另外，外耳道不规则的S形有调控温度的作用，使中耳、内耳不受外界温度过大的影响。常常冬泳的人，常出现外耳道狭窄，骨瘤的发生率较高。

人类能够听到 20 ～ 20 000Hz 频率的声音，可以处理 1/20 秒的声音，比一般鸟类、鱼类及蛙类范围大。在各个频率上，人的听觉灵敏度是不一样的。通常对 3000 ～ 4000Hz 的声音最为敏感。人类言语识别频率是 500 ～ 3000Hz，汉语四声识别是低频区域，250Hz 左右。大象、雪貂对低频音敏感，可以听到低于 20Hz 的声音。大象可以发出一种超低频声音，可以借此保持象群在 6 英里之间的联系。凭借对低频声的敏感，大象可以预知海啸；狗的听觉范围是 40 ～ 60 000Hz，可以听到超高频声音；猫的听力极其敏感，是哺乳动物中最好的，听觉范围可达 55 ～ 79 000Hz；鸟类的听觉范围类似人类，但可以区别 1/200 秒的声音；蝙蝠的高频可听频率达 15 万～ 20 万 Hz。水生哺乳动物的外耳、中耳虽已退化，但借助骨导仍可保持敏锐的听觉。特别是海豚，具有与蝙蝠相似的功能，海豚类动物对高频音极为敏感，可以听到 10 万 Hz 的声音，著名的"海豚音"就是由此而来；蛇类中耳退化，基本全聋，仅对传至地表的声音振动较敏感；鱼类无鼓膜、中耳和耳蜗，以球囊和壶腹作为听感受器，常有与人类近似的听觉能力。人类的前庭诱发电位就是用声刺激球囊或椭圆囊诱发前庭电反应，说明人可能是从海洋上岸的。人类双耳听声音有分工，右耳主要听语音（左侧大脑），左耳主要处理音调和音乐（右侧大脑）。动物实验发现，狗的大脑也有类似功能，像人类一样，狗用左脑处理词汇，右脑的一个区域处理语气。只有当称赞的词汇与语气相匹配时，狗大脑的愉悦中心才被激活。

研究发现，大脑右半球的时间感相对较慢，在聆听过程中可以用于识别出交谈对象，通过交谈的语调来判断他们的情绪状态，还可以梳理出音乐的音符。右侧大脑协调了人体的大部分活动，并最终影响了思维的形成。

左侧大脑（理智型）：负责右侧身体活动，具有语言、概念、数字、逻辑分析和推理等功能。

右侧大脑（直觉型）：负责左侧身体活动，具有音乐、绘画、空间几何、想象、综合等功能。

人类男性大脑比女性有更多的不对称性。女性更倾向于使用左右双侧大脑理解声信号，男性多依赖左脑。这种不对称性也决定了男女不同的处理事情风格。女性比男性具有更好的语言天赋。

2. 听力在人类的进化中起了非常重要的作用

听力的发育明显滞后于前庭发育，但是在人类的进化中起了非常重要的作用。人类之所以进化成"人"，除了能够使用工具外，语言的发育也是标志之一。而语言的形成必须通过听。

甲骨文"听"表示为 Ⓔ = ⟨（耳朵）+ ⬚（多张嘴），像一只⟨（耳朵）介于许多⬚（嘴巴）之间，表示倾听众人说话。非常形象地说明了语言的理解过程。

俗言道"眼观六路，耳听八方"，说明视觉信息是三维的，听觉信息更为复杂，是四维的。这个观点来自于山东省立医院王海波教授，也非常形象。

在文字尚未出现的时代，各种信息知识主要靠口口相传，而聆听则是真理和教义传播的主要通道。接受声音的耳朵，则是人体接收表达智慧的器官。在所有五官中，耳朵是最具哲学意味的器官。在所有佛教、道教、印度教的塑像中，神和佛的塑像都是耳廓硕大，耳垂丰满，耳孔深圆，仿佛是来自天界的通道，向世界低调开启，以接纳神的旨意，并过滤掉那些虚假、邪恶和粗俗的消息。

我国道家哲学对耳朵和聆听的价值体现首先展现在老子的出身传说中。《史记》中记载，老子名耳，谥号"聃"，也就是大耳朵的意思。所谓的"大音希声，大象无形"即是"道"的最高境界了。因此，中国人喜欢把大耳者视为聪明的象征。所以三国演义中描写刘备的外观就是"双耳垂肩，双手过膝"。中医把耳廓视为倒置的胎儿，包含了身体所有的脏器、经络和穴位。

希腊人也把人耳视为智慧的象征。把驴耳视为愚蠢的象征。

当听力出现问题时，也会直接影响脑的处理功能，听觉信息对人类接收外界信号非常重要。与视觉信号做比较，视觉信号是具体的，而听觉信号则是抽象的。盲人通过盲文可以学习到大学水平的知识，而聋人如果没有经过听力改善的处理，很难达到初中水平。因为光凭视觉信息，很难理解诸如方程、几何、代数等抽象的理论。从这个角度来看，听觉信息远远比视觉信息重要。美国著名的盲人作家海伦·凯勒曾经说"如果上帝让我再一次选择，我还是要选择成为盲人，而不愿做一个聋人"。

老年人听力下降后，往往会伴随听觉下降。听力指的是外周（听神经核以下的部分，包括内耳和听神经）功能下降，而对于言语信号的识别处理则需要听觉中枢。当外周传入大脑的信号由于听力下降减少以后，基于"用进废退"的基本原则，大脑相应的听中枢部分会发生退行性改变。而由于听觉信息的抽象性和复杂性，听觉中枢功能退化，会造成整个大脑的分析处理功能退化，加速阿尔茨海默病的形成。所以，听力问题不仅仅是听的问题，也会影响大脑的思维能力。如果出现了听力下降，要尽快处理，根据不同的情况采取不同的治疗方法。中重度耳聋建议佩戴助听器，重度以上耳聋可以进行人工耳蜗植入。

3. 鼓膜对听觉生理有重要作用

鱼类对水中的声波很敏感，他们没有外耳和中耳。声音在从空气到水的传递过程中能量有一定的衰减，空气中的声音要传递到内耳就会有大约 30dB 的衰减，人需要有外耳和中耳的结构对声音进行放大。

鼓膜的面积约为镫骨底板面积的 18.6 倍，听骨链的放大作用约为 1.3 倍。因此中耳对声音的放大约为 $18.6 \times 1.3 = 27.6dB$。当外耳道被耵聍完全阻塞时，引起的听力下降约为 30dB。

鼓膜穿孔对听力的影响：鼓膜穿孔对声波通过时所产生的阻挡作用随频率不同而异。面积较小的穿孔，低频音容易通过，对高频音阻挡作用强，因此，高频听力损失较少。小面积的鼓膜穿孔，主要引起的是 2000Hz 以下的听力下降，2000Hz 以上的听力损失较小；大面积的鼓膜穿孔，则高频听力损失严重。

除穿孔面积外，穿孔的部位对听力也有一定影响，如沿锤骨柄前缘或后缘的穿孔对听力影响较大。鼓膜穿孔引起听力下降的原因是：①鼓膜的放大作用减少；②对两窗位相差的影响。

鼓膜张肌对机械性刺激反应较敏感，而对声音刺激的阈值高于镫骨肌。因此声音引起人的中耳肌反射性活动中，镫骨肌的收缩起主要作用。镫骨肌反射的阈值通常比听阈高 70 ~ 90dB，差距 < 60dB 者表示有重振现象（重振是指声音强度的少量增加会导致患者感觉到音量明显增加。有重振现象的患者听中等强度的声音感到吃力，但声音强度稍有增加，又会感到声音的音量大的不能忍受）。中耳肌反射有一定的潜伏期，对突然发生的爆炸声保护作用不大。当镫骨肌收缩时，可以使音量降低约 10dB，有一定的保护作用。

（1）听骨链中断，鼓膜及中耳其他结构正常时，100Hz 听力下降约 34dB，中频损失最大可达 60dB，高频约 42dB，平均下降 52dB。

（2）鼓膜和听骨链完全去除后，声音可通过中耳直接作用于两窗。此时与第一种情况相比，中频损失约 45dB，低高频大致一样，主要原因是鼓膜的遮音作用消除所致。

（3）声波通过镫骨作用在前庭窗上，此时听力可进一步提高

12dB，主要是两窗位相差的原因。鼓膜穿孔的患者，如果自述使用滴耳剂后听力改善，这种现象提示两窗位相差存在，可行听力重建手术。

电测听检查发现有骨气导差存在时，多提示有中耳病变。但是下述内耳病变也可能出现同样听力学的表现：部分突发性聋、大前庭水管综合征、上半规管裂及部分梅尼埃病（MD）等。

传导性聋的特点是这类患者说话的声音都偏小，因为他们能够通过骨导作用很好地听到自己的声音，并且噪声的干扰作用对他们影响不大，所以在噪声环境中，他们的说话在正常人听起来往往偏低。而正常人在噪声环境中会提高嗓门来克服周围噪声的影响。

4. 毛细胞在听觉生理中主要体现为对频率的控制

人对听信号的感知靠毛细胞。总共大约有 3500 个内毛细胞和 12 000 个外毛细胞。耳蜗基底回感知高频听力，耳蜗顶回感受低频听力。外毛细胞对声音的敏感度比内毛细胞高 35dB。外毛细胞主要负责 55 ～ 60dB 以内的听力。内毛细胞主要负责 60dB 以上的听力。研究发现每 6 个毛细胞决定一个频率。

外毛细胞数量多，与听神经是集合式联系，主要感受听阈及附近声强的声音；内毛细胞数量少，与听神经是辐射式联系，主要感受高声强的声音，并有频率和强度分辨能力。当外毛细胞受损而内毛细胞尚保持完好时，患耳对低声强声音听阈上升，而高强度基本正常，这就是重振的生理基础。在临床上常表现为听觉的动态范围较窄，低段上移，所以重振现象一般提示外毛细胞病变。梅尼埃病晚期，内毛细胞受损时，重振反而减弱或消失。

纯音测听检查骨导与气导听阈基本重叠时，往往提示为感音神经性听力下降。但是部分各种类型的中耳炎、中耳胆脂瘤、晚期耳硬化症等中耳病变，有时也会出现骨导听力下降，需要结合病史及耳镜检查鉴别诊断。

内耳感音性聋有低频下降型、高频下降型、平坦型、全聋等类型。感音神经性聋的患者常伴有语言识别能力下降的症状，总觉得别人说话的声音含糊或者觉得别人说话不如以前清楚。中度感音神经性聋的患者常大声说话，这样他们听自己的声音才觉得正常，原因是这类患者不能很好地通过骨导听到自己的声音，而其他声音则被背景噪声掩蔽。这种患者常有重振现象。

每种类型的临床表现特点不尽相同：

（1）低频下降型感音性聋的特点：耳鸣为低调，遇有外界噪声则耳鸣加重（可为抽油烟机声、电机声等），有重振现象，有耳闷胀感，有听音变调症状，常有自声过响。

（2）高频下降型感音性聋的特点：有时患者自觉听力下降不明显，多在听力检查时才能发现。这类患者听"f, th, s"的高频辅音比较困难，无法区别如"thin, fin, pin, shin, sin, skin"等单词。也常常听不清高音调的门铃声、电话铃声和汽车喇叭声。可伴有耳闷胀感，高频音变调，高调耳鸣。

（3）平坦型与全聋型突发性聋的特点：患者自觉听力下降明显，常伴有高调耳鸣。全聋型患者还常常伴有耳周皮肤感觉异常，自述为"死耳朵"。

5. 听神经元的数量对人工耳蜗植入效果有影响

人类有 35 000 ～ 40 000 个听神经元，有效社交性语言识别大约需要神经元总数的 1/10，只要有 3300 个听神经元，人工耳蜗植入后就能有较好的疗效。

听神经元分为两种类型，95% 为 I 型听神经元，与 3500 个内毛细胞相连，每个内毛细胞接受 10 ～ 20 根螺旋神经元神经纤维；另外的 5% 为 II 型听神经元，与 1200 个外毛细胞相连，每根神经纤维可以支配 10 多个外毛细胞。由于老化的影响，螺旋神经节细胞每 10 年大约损失 2000 个细胞。

听神经含有 30 000 条神经纤维（神经元），95% 的神经纤维与内毛细胞相连（传入神经纤维），只有 5% 与外毛细胞相连（传出神经纤维）。听神经也是按照频率分布有规律地排布。传导高频成分的神经纤维排在神经纤维束的外侧，传递低频成分的神经纤维在内部。因此，听神经的损伤，应该首先是高频区域的损伤。第八颅神经血管袢压迫引起的耳鸣，也应该是与脉搏跳动同频的高调"吱吱"声。

95% 的来自螺旋神经节的纤维与约 3000 个内毛细胞相连，只有 5% 的神经纤维与约 9000 个外毛细胞相连，约 6 个毛细胞决定一个频率的声音。听力障碍引起的口齿不清的主要原因是毛细胞损伤过多，需要纠集不同频率的毛细胞才能产生足够的兴奋，由此产生的声音是一种混杂音。也正是这个原因，使得助听器可以应用的范围受到限制。因为助听器的使用前提是内耳仍有一定数量的毛细胞功能仍然存在，否则，即使进一步放大声音，也很难让使用者获得满意的言语识别率。通常，听阈超过 80dB 助听器就很难达到满意的效果。所以，2013 年我国重新制订的人工耳蜗指南明确指出，听阈超过 80dB 时，无须选配助听器，可直接行人工耳蜗植入。而听阈在 60 ～ 80dB 时，才需先验配助听器，如果助听器无效时，再考虑人工耳蜗植入。

6. 听觉中枢神经系统对听觉形成有重要意义

涉及听觉系统的中枢神经系统成分很多，说明发育史对听觉形成有重要意义。听觉神经的起始传入神经纤维进入脑干后与下一个（第二站）感觉神经元发生突触联系，与第二站神经元共同形成感觉通路行至更高级的核区。最高级的核区（跟其他大多数感觉系统一样）位于丘脑内，在此受大脑皮层投射区支配。声音信号传递到听觉皮层至少需要 5 ～ 6 次神经元的传递。在第一神经元以及很多第二神经元进行简单的正弦 - 信号编码基本处理，从背侧蜗核继续向更高级的神经元传递，直到听觉皮层都有定位规则，即一定的声音频率传递到相对应听觉皮层或听觉核团。听觉通路中大多数较高级神经元与此相反，不接受单纯的正弦音，而是对特定的声音模式做出反应。所以神经纤维只对特定的声音频率有反应，或高或低的频率都会产生阻滞反应。也有一些神经元对频率增加或降低有反应（频率调制），调制的幅度大小很有意义，另外一些神经元只对声音的振幅变化起反应。听觉皮层的神经元对特定声音模式有特殊反应的特性（特征提取）更为明显。

神经元对声音的开始和结束、对最小持续时间和多次重复、对声刺激的特定频率和振幅调制都有高度的特异性。由此估计，在声音向听觉中枢的传递过程中，神经元对声刺激的某种特性的反应特异性越来越高，在传递的过程中按照声音刺激的特征模式进行了加工，在皮层进行最后分辨。因此，最后只有部分而不是全部信号在皮层进行加工处理（信息加工）。人类所说的词句或音乐有其特定的模式，对其进行提取，尽管可能存在障碍声（环境噪声），也能进行分辨。

听觉传导通路的一个重要特点是在延髓耳蜗神经核以上各级中枢都接受双侧耳蜗来的信息，因此，一侧皮层听区的损伤不会引起严重耳聋。听觉中枢的抑制过程对提高频率分辨精度起重要作用。直接与听觉有关的机构包括：听神经元、耳蜗神经核、上橄榄核、外侧丘系及外侧丘系核、下丘及下丘臂、内侧膝状体及听放射、皮层听区。听觉系统除了上行通路外，还有下行通路。下行通路包括两个部分，即皮质丘脑系统和皮质耳蜗系统。

7. 双侧听觉是整个听觉系统的功能

声源可以定位，听觉的立体定位主要依靠中枢听觉系统。听中枢的特定区域在上橄榄核或下丘有对空间定位的特异性神经元，可将双侧上传的动作电位进行比较，但其前提是双耳听力基本接近正常，特别是内耳必须有耳蜗的放大功能，这样才能将伴有最大分辨率的位相、强度以及频率模式进行上传。空间定位对外毛细胞的要求很高，只要内耳的放大功能出现轻微下降，比如临床上出现重振现象或者诱发性耳声发射振幅下降，就会引起声源定位障碍。

立体听觉是在听觉系统的帮助下对声源进行空间定位。部分观点认为声源的定位就是方向定位。但其实声源的空间定位可能是一种非常特殊的识别模式，在耳蜗要形成声信号后向中枢传递，而且要将这种模式的特殊特征投射到听皮层。还需要另外具备很多条件：必须能够区分并将左右耳传送的复杂信号模式传送到听皮层，听皮层有能力对双侧传送的信号进行精细的辨别，可以区分出双侧最小的差别。即使声源是活动的，听觉系统也可以对来自水平方向，即侧面的声源进行定位。垂直方向的空间定位（声源上下移动）也需要听觉系统有很高的精确度。这可能是单耳效应，通过比较已掌握的声信号模式得出不同的差别。

定向与评价需要外周以及中枢听觉系统都有几乎接近正常的功能。中枢通过比较左右侧上传信号模式特征的差别来进行声源定位。只有双侧内耳的驻波模式完美地顺着耳蜗分隔壁产生并且将特征信号投射到中枢才能实现。在评价过程中，还需要中耳的传送功能、内耳的模式形成以及传送过程、中枢对左右侧模式的比较功能都要接近正常。所需要的高精度频率、强度、位相编码特别要求耳蜗要有正常的放大功能，这很可能来自外毛细胞。除了内耳外，还要求中耳阻抗基本接近生理状态。由于声觉系统的空间定位有很高要求，所以很少有多余信息。只要听觉系统出现轻微损伤（大多数是内耳，中耳病变也很常见，中枢少见）就会引起声信号空间定位障碍，而依靠现有的临床检查很难确定。只要有几个人在一起交谈时，患者的听觉分辨率就很差，会感觉到明显不适。

8. 中枢进行左右侧的信号特征识别和加工处理可以确定侧别定位

原则上声源并不是精确地位于头颅定义的正中面上（正中矢状平面），而是侧位。这样的话，一侧耳比另一侧距离声源远，声音到达较远一侧就有一定的时间延迟，而且音量低一些。人类听觉系统能够区分 1dB 的响度差和 20μs 的时间差。可以区分偏离正中线的最小角度为 3°。如果声源与一侧正好呈直角，耳间距离最少为 15cm（左右耳之间的距离）。由此得出的时间差约 444μs。实际上头颅对距离还有放大作用，因为声源必须绕过头颅进行传递。两耳间最大的时间差为 650μs。距离差和时间差使声信号在不同的时相到达双耳，时相延迟和时间间隔与频率有关。

声源放在左右不同侧，声音绕过头颅和耳廓后产生的反射是不一样的，因此到达双耳的声压不同。已经有一些心理声学和神经生物学研究探讨这种两耳间声压差的不同。在每个复杂的声信号内，每个频率的位相和声压水平都各不相同。因此放在一侧的声源到达双侧鼓膜的声信号与当时声音传出的方向有关，有频率变换的位相和强度特征。这种不同的特征分别传导至内耳，并且在中枢进行左右侧的信号特征识别和加工处理，得出的不同区别有助于侧别定位。

9. 耳廓的形状对垂直定位有重要意义

时间差和强度差尽管能判断水平侧别的空间定位，但是不能判断声音的上下和前后，耳廓的形状对这种方向定位有重要意义。根据声源与耳廓的交角不同，声信号会出现很小的变形，中枢可以区分由此调制的（变形的）声音模式与已经掌握的声音模式进行比较，这样就能形成空间定位。

垂直声源定位由单耳决定，说明声音模式本身在到达鼓膜前就可能已经包含有空间信息。这个问题可以通过正中 - 矢状位 - 平面的研究来获知。在这种情况下，除了极少数双耳廓有非常明显的差别以外，耳间差没有什么意义。尽管如此，有时很难区分声源是从上下、前后哪个方向传来的。如果将在额头出现的声信号与鼓膜声信号进行比较，可以只有很细微的区别，也可能差异很大，差别大小取决于信号来自上下前后哪个方向。原因就是耳廓传送与声音射入的垂直方向有关。

Blauert 提出"决定方向的频率带"，即听中枢可以通过识别垂直射入方向的改变伴随频率范围发生很小上下波动的特征性来判断射入方向的改变。声源在正中平面的上下改变可以引起传送功能低点定位的明显改变，如果声音向上移动，8kHz 的低点就会移到 14kHz。

10. 中枢加工处理对声源进行空间定位和空间的移动变化有重要意义

在空间定位过程中，必须要有完整的听觉皮层，这对特别精确的模式分辨有重要意义。为了对声源进行空间定位，甚至感受声源在空间的移动变化，听觉中枢必须能够区分双耳提供的声信号的位相差和响度差，比较双耳之间的时间延迟，区分声音模式的轻微变形及移动性声源造成的频率和振幅调制。但其前提是鼓膜将接收到的声信号精确地传递到耳蜗，然后将含有各种特征信息的声音模式接着投射到中枢来进行空间定位。如果内耳如外毛细胞受损，将造成主动性驻波降低，就会使内耳产生的驻波特性发生改变，使进一步传递的声音模式中携带的信息不全，中枢就不能做出准确的提取分析，造成空间定位能力下降或丧失。

探讨细胞水平对声音模式特征进行提取和比较研究发现，对位相敏感的神经元顺着听觉通路一直延续下去，可以出现在听神经、听觉低级核团、上橄榄核、下丘，一直到听皮层。在初级听觉核团以上，特别是丘脑发现对双耳都有调制作用的神经元。在猫下丘发现了有负责双耳调制的单个细胞，用于比较双耳刺激位相是否一致（声源放在正中矢状面，头正前方或后方）或者是否有位相移动（声源放在侧面）。

丘脑的定位很有意义，因为上丘有很多特殊之处，人类对声刺激产生逃避反射与此有关。丘脑对噪声的空间定位特别重要，能够使逃避反射在正确的方向进行。除了对位相敏感的细胞外，EI 细胞也很重要，它可以在双耳调制过程中抑制一侧声信号，调制另一侧声信号。

目前的推测是来自某种角度斜向头颅的声源到达双耳会出现一定的时间差，单个细胞对双耳间的这种有时间差特性的声信号进行识别（特征性延迟）。时间差的真实意义现在还有争论。部分研究使用的时间差过大，以达到与自然条件相似的结果。

如果声源在水平方向移动的话，在猫的下丘还发现有对双侧响度识别差的特征性神经元。随着响度的增加，这种神经元的数目也会增加。在几项研究中，上丘通过这种方式可以重现声音的空间定位。

个体化的双耳神经元放电模式似乎与频率特征及双耳时间延迟特征都有关。

11. 有背景噪声时双耳听觉对声音的识别有重要作用

双耳听觉在有噪声的环境中对声音的识别有重要作用（比如在酒会上交谈）。在这种情况下，先通过声音的空间定位来识别说话者的方位，好走近说话者进一步交谈。听中枢再用不同声源产生的响度差、位相差和时间差来集中分析某个特定说话者的声音。耳蜗通过传出系统主动的调控作用将言语信号与背景噪声区别开来。因此，单侧听力略有下降者就会出现"酒会上的听力缺陷"。在职业环境中(如会议、讲课)这种识别率的下降特别明显。

参考文献

1. 王坚. 听觉科学概论. 北京：中国科学技术出版社，2005.

2. 李兴启，王秋菊. 听觉诱发反应及应用. 2 版. 北京：人民军医出版社，2015.

3. 丁大连，蒋涛，亓卫东. 内耳科学. 北京：中国科学技术出版社，2010.

4. 姜泗长，顾瑞，王正敏. 耳鼻咽喉科全书·耳科学. 2 版. 上海：上海科学技术出版社，2002.

5. 高文元，迟放鲁，贺秉坤. 临床听觉生理学. 北京：人民军医出版社，2004.

6. 孔维佳，周梁. 耳鼻咽喉头颈外科学. 3 版. 北京：人民卫生出版社，2015.

7. 谢鼎华，伍伟景，徐立. 基础与应用听力学概要. 长沙：湖南科学技术出版社，2016.

8. Lehnhardt E. Praxis der Audiometrie. New York: Georg Thieme Verlag Stuttgart, 1987.

9. Stoll W. Klinik der menschlichen Sinne. New York: Springer Vienna, 2008.

前庭生理

12. 理解前庭系统的生理是一个非常艰巨的任务

理解前庭系统的生理需要了解流体力学控制毛细胞转导的生化法则，离子通道活性的电化学模型，前庭核、小脑、高级中枢之间的相互联系及控制系统对于输入输出的调节等。本章就现有的理论做一个介绍，更加复杂的过程以及机制还需要进一步深入的研究。

前庭系统有五个独立的末梢器官，包括三对感受旋转加速度的半规管和两对感受线性加速度的耳石器官。三个半规管互相垂直排列，也就是说一侧的任何一个半规管和另外两个几乎成直角排列。每个半规管对于平行于半规管平面的旋转运动最敏感，三个半规管的空间排列保证了头部任何方向的旋转都能被不同的半规管感受。半规管是加速度整合器，因此对于半规管的有效刺激是角加速度，但是前庭传入神经的放电频率和角速度更加相关。

双侧半规管成对排列，当一侧产生兴奋反应时，另一侧产生抑制反应，半规管的这种推-拉反应是前庭生理的基础。双侧水平半规管组成功能对，垂直半规管相对复杂一点，一侧的前半规管和对侧的后半规管组成功能对。比如，右侧的前半规管和左侧的后半规管在一个平面组成功能对。耳石器官则复杂得多，下面将有详细的介绍。

（1）前庭系统的作用主要是维持视觉和姿势的稳定（图1、图2）。因为视觉所能作用的范围为2Hz以内，超过2Hz，就不能维持凝视稳定。前庭所能作用的范围可以达到10Hz，而日常活动范围多为0.8～6Hz，因此维持日常生活中凝视的稳定，前庭起主要作用。

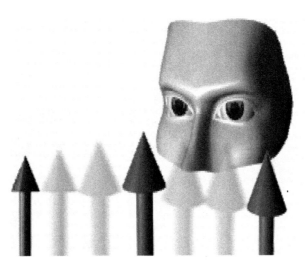

图1 保持头部静止，快速晃动视靶，不能维持凝视的稳定

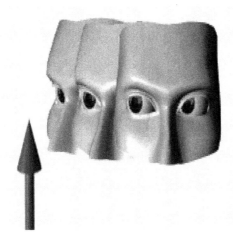

图2 保持视靶固定，相同速度晃动头部，能够保持凝视的稳定

（2）前庭系统的功能：前庭系统的主要功能是感知头部运动，尤其是不自主运动，产生反射性的眼球运动和姿势调节，维持清晰稳定的视力和姿势稳定。内耳迷路感受旋转加速度和线性加速度，并将这些信息传递给脑干的次级前庭神经核神经元，次级神经元将信号投射到其他中枢神经系统部位产生不同的反射。前庭系统能够将头部运动信息解码成动眼神经核的突触信息支配前庭眼反射（vestibulo-ocular reflex，VOR）中眼外肌的活动，维持凝视稳定。其他次级前庭神经元作用于颈部脊柱运动神经元，到下部的脊髓运动神经元产生前庭脊髓反射（vestibulo-spinalreflex，VSR）。这些反射维持姿势稳定和步态稳定。

跟踪和视动的限制说明不同的反射有一定的作用范围。跟踪对于低频低速运动有效，自主重力感受器也是对低频低速运动有效，这些反射重叠在前庭系统作用范围之内，在快速运动中，前庭系统仍然能够起作用。VOR 对于在高频高速、高加速度运动中维持凝视稳定很重要。

13. 半规管和耳石器官是内耳感受旋转和线性加速度的内部感受器

内耳有一系列感受旋转和线性加速度的内部感受器。骨迷路内包裹着膜迷路，膜迷路内包括 3 个互相成直角的半规管和 2 个几乎成直角的耳石器——椭圆囊和球囊。半规管主要感受头部的角加速度，椭圆囊和球囊分别感知水平面和垂直平面的线性加速度。

半规管的工作原理：当在某一半规管平面加速运动时，由于内淋巴的惯性作用，内淋巴的运动滞后于膜迷路的运动，就像在咖啡杯中的咖啡，当杯子旋转时，咖啡的运动滞后于咖啡杯，这个滞后效应使得内淋巴相对半规管骨壁在向相反方向运动，在接近椭圆囊的半规管的膨大部分——壶腹，内淋巴液形成的压力使得嵴帽这个弹性膜偏斜，前庭毛细胞则位于嵴帽下方的壶腹嵴的表面，壶腹嵴为一个马鞍形的神经上皮。毛细胞所以这样命名就是因为这些静纤毛束从壶腹嵴的表面伸出，静纤毛束和嵴帽耦联，因此嵴帽的偏斜引起静纤毛和毛细胞表面的表皮板之间的剪切力。

静纤毛的偏斜是毛细胞转导机械力量的一般原理。静纤毛束之间的静纤毛通过称作 tip links 的蛋白丝连接，tip links 连接较高的静纤毛和相邻的静纤毛的顶。这些 tip links 是机械敏感离子通道的门口，也就是说这些连接是静纤毛上的分子通道。这些通道是阳离子通道，开放还是关闭（更准确地说是开放状态的时间多还是少）取决于静纤毛偏斜的方向。当向开放的方向偏斜，也就是朝向最高的静纤毛时，包括钾离子在内的阳离子就从富钾的淋巴液中进入，毛细胞膜电位增加，这又激活了位于毛细胞基底外侧板的电压门控钙通道，钙离子的增加引起前庭初级传入神经突触的兴奋性神经递质增加，主要是谷氨酸盐。半规管壶腹嵴上的静纤毛束定位和极化方向都是一致的，也就是如果内淋巴液的流动兴奋一束毛细胞，就会使壶腹嵴上的所有毛细胞兴奋。

耳石器官可以感受线性加速度。感受器官包括位于囊斑上的一层毛细胞，囊斑上方为一层凝胶膜，一些微小碳酸钙的结晶，也就是耳石，耳石位于凝胶层的表面。

球囊位于迷路球状隐窝的内侧板，囊斑位于垂直方向，因此当头直立时，重力将球囊囊斑向下拉。椭圆囊则位于球囊上方的椭圆囊隐窝，囊斑和水平半规管基本在一个平面。当头部由直立位倾斜，重力向量对椭圆囊毛细胞产生一个剪切力，细胞转导的过程和前面提到的壶腹嵴的转导相似，但是不同的是囊斑的毛细胞不像壶腹嵴毛细胞方向都是一致的（图3），椭圆囊中向微纹方向纤毛的摆动为兴奋性反应，球囊中背离微纹方向的纤毛摆动为兴奋性反应，它们形成一个中心弯曲的形状，这个中心区域叫作微纹。椭圆囊的微纹呈 C 形，开口一侧指向内侧。微纹将椭圆囊分为内 2/3 和方向相反的外 1/3。球囊毛细胞指向背离微纹，在前上区域弯曲成钩形。囊斑感受不同方向的线性加速度，球囊感受矢状面的加速度，而椭圆囊感受几乎水平面的加速度。一个方向的线性加速度会在两个囊斑产生复杂的兴奋和抑制反应，相反，每个半规管则是感受一个特定方向的加速度。前庭传入神经有一个基础放电率，基础放电率的存在提供了前庭神经的双向性，一个方向的头部运动引起兴奋反应，另一个方向则会引起抑制反应。因此，一侧迷路功能的丧失并不表示会丧失一半头部运动的感知。

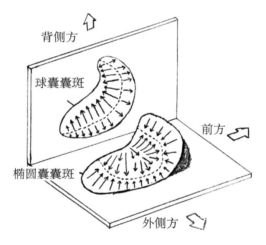

图 3　椭圆囊囊斑和球囊囊斑

　　用半规管运动相似的推理方法可以读出耳石器官对于线性加速度的反应。但是不幸的是，囊斑不是一个均匀的成分，它的复杂性决定了很难用一个简单模型的参数推测不同情况下囊斑的反应。囊斑包括 3 部分，上面是一层密度比较高的耳石层，中间是坚硬的网层，底部是弹性凝胶层。耳石和静纤毛之间连接有多紧密目前不清楚，因此耳石器官对于线性加速度运动的反应目前也不明确。

14. Ewald 第一定律：眼球运动的方向和受刺激半规管平面保持一致

半规管受到刺激后眼球在半规管平面产生运动，这个原理在生理上通常被称为 Ewald 第一定律。尽管 Ewald 在他工作基础上整理了这个定律，但是耳科早期的工作者比如 Flourens 和 Mach 也发现，刺激单独的半规管会引起半规管平面的头眼运动。

这个生理的解剖学基础源于半规管的解剖。半规管内的液体运动感受器位于细长、狭窄、充满液体的环形管的末端。每个半规管基本位于一个平面，而对于半规管最有效的刺激就是位于该半规管平面的角加速度，也就是垂直于半规管平面以半规管环形中心为轴的旋转。3 个半规管基本互相垂直，因此每个迷路能够感受三维空间内任何方向的旋转。两个迷路的相应半规管位于互补的一个平面。2 个水平半规管基本位于一个平面，当头直立时基本水平。左侧的前半规管和右侧的后半规管位于一个和中矢状位成 45°的左前右后（LARP）平面内，前半规管向左，后半规管向右。右前半规管和左后半规管位于一个右前左后（RALP）平面，和矢状面成 45°，与 LARP 平面及水平半规管平面垂直。

不同半规管兴奋支配特定的眼外肌收缩也是这个生理的一个

基础。一侧水平半规管兴奋，兴奋同侧内直肌和对侧外直肌，一侧后半规管兴奋则兴奋同侧上斜肌和对侧下直肌，一侧前半规管兴奋则兴奋同侧上直肌和对侧下斜肌。

与眼外肌的成对工作一样，两对半规管也是成对工作。当头部向左水平旋转时，左右侧水平半规管同时受到刺激，但是右侧水平半规管的静纤毛束的位置和左侧呈镜像，从上面看，内淋巴在右侧半规管顺时针方向流动，于是右侧水平半规管的传入信息为抑制信息；右侧前庭核到眼动核的连接和左侧也是镜像，于是从这个镜像的右侧通路传入了和左侧相反的信息，于是兴奋右侧的外直肌和左侧的内直肌，从而抑制与之拮抗的肌肉。因此，头部旋转时，一侧半规管传入兴奋信息，一侧传入抑制信息，这个现象被称为半规管的"推-拉"排列。正因为前庭传入神经非零的基础放电率的存在，才使得双侧半规管同时感受旋转加速度的刺激。

与水平半规管以及内外直肌一样，垂直半规管和垂直眼外肌相关，这就可以解释上下斜肌的运动方向。LARP 平面和上下直肌以及上下斜肌的一致关系，左侧前半规管兴奋和右侧后半规管的抑制导致了 LARP 平面内的使眼球向上旋转的肌肉的收缩，同时放松这个平面内使眼球向下旋转的眼肌。同样，RALP 平面也和那些使得眼球在 RALP 平面内运动的垂直眼肌相关。

因为半规管受到的刺激决定眼球的运动，因此前庭-眼反射有特定的规律。一个很好的例子就是良性阵发性位置性眩晕

（BPPV）。目前比较公认的 BPPV 的发病机制就是椭圆囊的耳石结晶异位到半规管内（主要是后半规管内）。当患者向患侧躺下或者向患侧转头时，使后半规管和重力线平行，在重力作用下，耳石结晶就朝向管的底部运动。当耳石运动时，带动内淋巴的流动，引起壶腹远离椭圆囊偏斜，于是兴奋同侧后半规管。内淋巴流动过程中出现眼震。Ewald 第一定律解释了眼震的方向：眼球运动的方向不受瞳孔和头部位置的影响，而是和半规管平面保持一致。

这个定律应用在后半规管会使很多初学者迷惑，有医生观察到当患者向不同方向凝视时，眼震方向不同：当患者向外侧注视时（向患侧），可以观察到明显的扭转眼震；当患者向天花板注视时（远离患侧），眼球似乎出现垂直运动；当眼球位于正中位时（正前方凝视），出现垂直和扭转混合的眼震。眼震方向总是改变，Ewald 第一定律又是如何发挥作用的呢？

事实上，以半规管平面作为参照，眼震方向并没有改变。出现这个假象的原因是假想了一个错误的参照物，当观察眼震时，我们习惯于以通过瞳孔的线做参照观察眼球上、下、左、右及顺时针或者逆时针运动。但是 Ewald 第一定律告诉我们，不能采用瞳孔参照，应该以半规管中心观察眼球的运动方向。从这个角度来看，瞳孔的位置无关紧要，眼球是沿着和半规管平面垂直的轴平行旋转，而瞳孔无论向哪个方向注视，其实只是眼球表面的一个标志。Ewald 定律告诉我们无论向哪个方向凝视，眼球总是在受累半规管平面运动。其实，随着凝视方向不同眼震方向的变化可以帮助我们判断受累半规管。当瞳孔平面和受累半规管平面平行时，这时瞳孔位于旋转球体的赤道，转动最快，眼震最强；而当瞳孔平面和受累半规管平面垂直时，瞳孔位于旋转球体的一个极端，转动最不明显，因此眼震最不明显。

15. 头向哪一侧旋转，同侧的半规管就会产生兴奋反应

半规管向一侧旋转时兴奋，向相反方向旋转时抑制。当头向左侧旋转时，内淋巴也向左侧旋转，但是旋转的角度比头部转动的角度小，这个差值就是壶腹帽向着椭圆囊偏斜的角度，兴奋的过程就是静纤毛极化的过程。在水平半规管中，较高的静纤毛靠近椭圆囊一侧，内淋巴向着壶腹以及椭圆囊流动产生兴奋传入，背离壶腹以及椭圆囊流动产生抑制传入。也就是说，当头部在水平半规管平面向一侧旋转时，该侧的内淋巴产生向壶腹的流动。

在垂直半规管中，毛细胞的极性排列则相反，较高的静纤毛位于远离椭圆囊的一侧，因此内淋巴背离壶腹流动时，产生兴奋反应。对于左侧前半规管，壶腹位于半规管的前末端，当向下向左旋转头部时，就产生兴奋反应，而当向上向左旋转头部时，则兴奋左侧后半规管。右侧垂直半规管和左侧呈镜像。

幸运的是，我们没必要记住到底内淋巴是向壶腹流动还是背离壶腹流动，我们只需要记住头向哪一侧旋转，同侧的半规管就

会产生兴奋反应。这个过程包含了复杂的解剖和生理基础，所以记住这个结论对于临床的应用非常方便。

16. 前庭器官兴奋和抑制反应不对称，兴奋侧的反应强于抑制侧的反应

Ewald 在实验中还做了一个重要的观察就是人为造成单个半规管内淋巴的流动。Ewald 将试管插入鸽子的膜迷路中，观察了内淋巴流动对于身体、头、眼运动的影响。Ewald 第二、第三定律即外半规管壶腹嵴受到刺激时，如内淋巴液从管部流向壶腹部，则产生较强刺激，离开壶腹流向管部将产生较弱刺激。上半规管及后半规管受刺激时情况相反。强弱刺激引起反应的比例为2：1 或 3：2。内淋巴向兴奋侧流动时产生的眼震强于向抑制侧流动时的眼震。即眼震快相向着受刺激较强侧的半规管，而慢相则向着受刺激较弱侧的半规管，指出兴奋和抑制反应的不对称性，兴奋和抑制的不对称可在前庭系统的多个水平发生。首先，毛细胞的转导过程不对称，实验显示牛蛙前庭毛细胞向兴奋侧倾斜时受体电位比较大；另一个不对称在于前庭传入神经，传入神经在静息状态下也有一定的放电率，随着头部运动引起的内淋巴流动信号的传入，放电率有一定的改变。哺乳动物的前庭基础放电率在 50 ～ 100 次 / 秒，放电率可以提高到 300 ～ 400 次 / 秒，但是不能低于 0 次 / 秒，这种抑制切断是前庭系统兴奋抑制不对称中最明显、最严重的。即使在没有抑制切断出现的范围内，前

庭传入神经在兴奋抑制反应也有不对称，兴奋刺激引起的前庭传入神经放电率的改变比相同程度抑制刺激引起的放电率的改变明显。排除毛细胞的影响，采用交流电流刺激前庭传入神经，Goldberg、Smith 和 Fernanda 发现这种不对称主要发生在前庭神经的不规则放电。

单侧迷路切除后，头部快速的被动旋转运动能够引出 VOR 明显的不对称。这种"甩头"是不能预测的，加速度可以达到 3000～4000 度/秒，幅度为 10～20 度的高速运动。当头部向着完整侧高速运动时，VOR 基本能够代偿头部运动；相反，当向病变侧运动时，VOR 的效果明显下降。尽管头部旋转从一侧半规管产生兴奋刺激，另一侧产生抑制刺激，这种情况下就会出现双侧明显的不对称。当头部向病变侧甩头时，健侧的抑制性信号引起的 VOR 不足以代偿头部运动。这个不对称在低频低速旋转时不明显，因为低频低速运动时抑制切断效应不明显。

甩头试验（HIT）已经成为临床上测试前庭功能的一项重要检查。它可以在床边定性测试。当沿着半规管平面快速运动患者头部时，嘱咐患者注视检查者的鼻尖，如果半规管功能不足，VOR 就不足以维持凝视，在头部运动结束时会有一个矫正性的扫视。如果前庭代偿已经完全，在动作的过程中可能会出现扫视，辨认运动过程中的扫视需要一定的经验。相反，当向健侧半规管甩头时，患者能够维持稳定的凝视。

这个原理可以用于 BPPV 的诊断，对于后半规管 BPPV

（PC-BPPV），患者进行 Dix-Hallpike 试验检查时，躺下是兴奋刺激，坐起是抑制刺激，因此躺下时应该比坐起时眼震和症状都要明显。

17. 脑干环路通过"速度存储"以及"神经整合功能"提高 VOR 对于低频旋转刺激的反应

迄今为止，相对介绍的 VOR 和动眼神经核之间的关系，我们涉及的脑干和小脑信号处理的部分非常少。这个通路是一个经典的三级神经元反射弧，但是脑干在这个过程中不仅仅担当了传入前庭信号的角色，通过脑干环路的间接通路对于弥补外周前庭器官对于低频刺激的反应不足起到一定的作用，它进一步整合头部运动速率信号，达到完全的眼动代偿。脑干通过"速率存储机制"以及"速度位置整合"完成上面的功能。

速度存储机制：对于低于 0.1Hz 频率的低频头部旋转，前庭传入神经的放电率和头部运动速度之间的相关性比较差。对于持续头部旋转，壶腹开始出现偏斜，随后就回到原始位置，这个时间大概是 13 秒，因此对于低频恒定速度的旋转眼震在旋转后 30 秒消失。

事实上情形更加严峻，因为半规管传入神经对于静态或者低频旋转的反应有衰减趋势。传入放电率的适应是神经元本身的特性，在不规则放电中表现更加突出。适应的作用就是对静态及低频壶腹位移反应更加短暂，因此半规管对于低频恒定速度旋转只是传入一个短暂的传入信号，相对和头部运动速率的相关性，这个传入信号和头部速度的变化（也就是加速度）更加相关。

虽然外周前庭信号过早的衰减，但是人类实验中却发现对于恒定速度的旋转角 VOR 的时间常数是 20 秒左右，相对上面理论推算的要长。脑干的神经环路似乎存储了半规管的信号，并且及时释放，这个重要的生理过程的作用（速度存储机制）就是使前庭系统更好地对低频刺激反应。因为速度存储机制的存在，系统的适宜刺激频率接近 0.08Hz，这就使得低频 VOR 功能和凝视稳定系统（平稳跟踪和视动眼震）之间有了一个足够的重叠，避免了没有适宜反应的频段的出现。

速度位置整合：半规管信号和眼外肌运动之间还有另一个问题。对于所有的眼球运动，要使眼球运动，眼外肌的收缩不仅仅要克服和眼球运动速度相关的黏性拉力（摩擦力），还要克服相应拮抗肌的弹性回缩力，尽管拮抗肌接收到放松的信号，但是这个力量还是比较明显，这个阻力就像拉动弹簧克服的力量。有实验证据显示，眼动神经元同时接受需要的眼球运动速度和眼球位置两个信息。

为了让 VOR 更好地发挥作用，动眼神经核需要眼球速度和眼球位置两方面信息。眼球速度信息很容易获得，只是和头部运动的速度一致，但是方向相反，和半规管提供的信息基本一致。眼球位置信息则是由脑干速度-位置整合器提供，这个整合器通过整合半规管提供的速度信号，给出一个预计的位置信息。所有

的眼球共轭运动 -VOR、视动性眼震、扫视及跟踪启动速度都是通过直接到达动眼核的直接通路及通过整合器的间接通路完成。脑干整合器就像一个神经元回路,能够将信号反射,形成一种突触改变,也就是一种短时记忆的形式。对于水平眼动,整合神经元位于髓核的原核下丘脑区域。对于扭转核垂直眼震,则位于 Cajal 间质核。

关于前庭的速度存储机制,临床有很重要的应用。

旋转前和旋转后眼震:对于一个方向的恒定速度的旋转,速度存储机制能够维持比较长时间的眼震。向一个方向旋转,能够产生同侧半规管的兴奋信息,对侧半规管的抑制信息。因为半规管的兴奋 - 抑制不对称反应,因此脑干感受的传入信息不是 0,而是一个和旋转方向相同的兴奋刺激。速度存储机制能够保存这种兴奋信息,脑干于是感受到一个持续的旋转信息,从而产生一个 VOR。慢相向对侧,快相向同侧。随着存储机制释放完,大概有 20 秒的时间常数时间,在这个时间内眼震呈指数衰减。

摇头后眼震:如果正常人在一个水平面内反复旋转,速度存储机制内存储的信息双侧对称,因为双侧衰减一致,因此没有旋转后眼震出现。但是单侧前庭功能低下的患者会出现旋转后眼震。临床中,摇头后眼震是受检者以 1 ~ 2Hz 的频率被动摇头 10 ~ 20 个周期。摇头一旦停止,立即在 Frenzel 眼镜下观察眼震。当头部由患侧向健侧运动时,速度存储机制就会储存兴奋信息，并且这个兴奋信息比正常人要强，因为在摇头过程中没有来自病变迷路的抑制信号。当向患侧运动时，患侧则不会产生兴奋信号，仅有健侧产生一个微弱的抑制信号，如此反复叠加，就会在速度存储机制出现一个明显的不对称，这是一个向健侧旋转的信号，快相向健侧，几秒钟后眼震方向可能相反，这可能是因为速度存储神经元对于传入信息放电率的持续改变产生的适应。

摇头后眼震提供了一个定位病变侧别的方法，对于温度实验以及甩头实验是一个补充。前面已经提到，温度实验测试的主要是单侧半规管对于低频刺激的反应，甩头实验则可以达到 3 ～ 5Hz，而摇头后眼震提供的是 1 ～ 2Hz 的信息。

18. Alexander 定律是区分外周还是中枢性眼震的一个方法

脑干整合器也能反映前庭病变。在单侧迷路功能病变的早期，整合器功能下降，这可能是大脑为了减少眼震的适应策略。前文提及整合器能够增强眼球向慢相运动的力量，切断整合器的功能，可能会减慢眼震的速度，但是整合器功能也对其他眼动系统有影响，比如扫视，当整合器功能减弱时，眼球固定在偏中心位置的能力下降，于是眼球趋于回到中心位置，这种向心的拉动作用对于眼震有明显的影响，当向快相注视时，这种回位力量使得眼震增强，而向慢相方向注视时，眼震减弱，这就是

Alexander 定律。中枢性眼震很少遵守这个定律，外周性眼震基本遵守，因此这也是区分外周还是中枢性眼震的一个方法。

19. 旋转实验的解释

单侧迷路病变的患者进行正旋旋转试验时，当向患侧旋转时 VOR 增益可能相对向健侧低。在代偿完全的情况下，更常见的是双侧 VOR 增益降低，或者正常。但是，相位在低频旋转时相对正常值要长，这也再一次说明了半规管在解码低频头速时的功能不足。正常人中这个不足可以被速度存储机制及整合机制弥补，但是单侧迷路病变后继发的这两个机制的异常，则使得这个不足变得明显。

20. 正常的前庭系统能够对外界刺激迅速做出调整，但是单侧病变适应后的代偿是缓慢而且不稳定的

前文已经着重讲明前庭系统如何引起一定的眼球运动来弥补头部运动，但是不同情况下眼球运动方式不同。比如，当接近距离鼻子比较近的目标时，眼球旋转的角度比头部运动的角度大。事实上，当头部旋转时，一只眼睛接近视靶，而另一只远离视靶，因此每只眼睛的 VOR 增益不同。Viirre 等发现 VOR 会根据具体情况进行调整来维持凝视的稳定，这个调整过程在 10～20 毫秒内就能完成，这个过程如此迅速，视觉反馈在其中不可能起

作用。学者们认为是耳石器官和半规管信号相互作用提供视靶的空间位置，分别对每只眼睛的 VOR 增益进行调整。

其他一些环境下前庭反射的调整就相对慢一些。比如：初戴眼镜时，视觉的放大会引起 VOR 增益的调整。前庭反射的长期改变和一种运动形式的学习过程，很大程度上依赖小脑，尤其是小脑的绒球小结。

一方面，单侧前庭功能丧失后（比如迷路切除），在双侧前庭核放电率之间产生严重的不平衡，同侧大部分神经元处于安静状态，这种静态的不平衡引起眼震和眼球偏斜。在正常的豚鼠中，这种静态的不平衡在 1 周内纠正，猴子中则需要 3 周。另一方面，一些中枢神经系统继发的损伤，如脊髓束和下橄榄体的损伤会引起短暂的失代偿从而使得一些静态失衡的症状再次出现。从这些观察中需要注意：首先，能够出现令人惊奇的静态代偿，但是需要数周的时间；其次，这个代偿可能被随后出现的中枢神经系统其他部位的继发损伤打破，使症状重新出现；最后，虽然静态不平衡得到恢复，但是动态代偿很长时间难以建立。

前庭代偿需要一个稳定的前庭外周功能状态，代偿过程中需要错误的感觉信号。静止的前庭功能病变能够被代偿，波动的病变不能被代偿。单侧前庭功能病变的适应代偿过程比较缓慢，而且一旦中枢神经系统其他部位出现病变或者前庭功能再次病变，代偿就将被破坏。

当单侧急性前庭功能病变时，比如迷路切除、前庭神经切断、病毒性迷路炎，患者通常出现数天的眩晕和眼震。健侧前庭功能正常的患者通常在 1 ～ 2 周内出现明显的代偿，自发眼震在几天内消失，但是摇头后眼震以及向病变对侧凝视眼震可能存在的时间要长一些。急性单侧前庭功能病变后 2 周内，大部分患者静止和行走时不再出现头晕，但是仍然需要帮助；1 个月以后，大部分患者就可能独立行走，恢复正常的生活活动。

与良性可以预测的单侧前庭病变相比，梅尼埃病及 BPPV 的波动性病变每次发作都会出现或轻或重的眩晕以及眼震。这些病变会引起前庭功能数小时甚至数分钟的紊乱，大脑不能在前庭功能恢复到正常之前的这个时间内产生有效的代偿，在这个过程中，代偿的目标在不停地改变。

前庭功能病变引起的症状最轻的大概是缓慢生长的前庭神经瘤，随着肿瘤对前庭神经逐渐的压迫和浸润，前庭功能缓慢地受损，对于这种前庭功能的病变大脑会产生相应的代偿，在这种情况下，除了快速向患侧甩头出现不稳感，患者几乎没有任何症状。这样的患者术后几乎没有任何眩晕，而那些前庭功能一直存在的患者，手术后往往出现非常严重的眩晕、眼震及眼球倾斜反应。

对于波动病变和稳定病变之间反应的不同是一些破坏性治疗的基础，如对于难治性梅尼埃病采用的鼓室内氨基苷类药物注射、前庭神经切断及迷路切除等治疗。经过最初的代偿期，只要对侧前庭功能正常，以前经常反复发作眩晕的患者，代偿后往往只是残余很轻微的可以耐受的眩晕。

对于稳定病变和波动病变的不同反应也具有一定的诊断价值。稳定的前庭病变一般不会引起进行性眩晕，在完全代偿的情况下眩晕出现反复，应该看作是前庭功能波动的表现，这种波动是对于疾病的静止期（比如梅尼埃病）的反应，或者是迷路出现新的问题。关于后者最常见的一个例子就是前庭神经元炎后，15%～30%的患者会出现后半规管BPPV。我们知道，前庭神经元炎往往侵犯前庭上神经及其末梢器官，一般不累及前庭下神经支配的球囊和后半规管。推测可能是病毒造成迷路的损伤导致椭圆囊耳石的脱落，异位在后半规管，引起后半规管BPPV，有些患者甚至在前庭神经元炎数月后出现典型的后半规管BPPV。

前庭抑制药物对于前庭代偿的影响：具有急性前庭功能丧失的患者急性期往往会给予一些药物减轻症状，如苯二氮䓬类（地西泮）、抗组胺药（美克洛嗪）以及止吐药物（异丙嗪）。虽然这些药物对于减轻急性期的症状非常有效，但是如果长期应用，则会影响前庭代偿过程。前文提及，中枢的适应过程是由错误信号激发的，比如VOR功能不足时视觉信号和前庭信号的冲突。近期出现单侧迷路病变的患者，在静止症状消失后开始运动时，这种感觉的不匹配会引起患者眩晕的感觉。如果继续应用这种减轻眩晕的药物，会延长甚至抑制代偿过程。在猫身上进行了药物对于前庭代偿影响的研究发现，我们常常应用的前庭抑制剂，如地西泮、东莨菪碱、茶苯海明会阻碍代偿的频率和程度。

21. 前庭康复可改善单侧前庭稳定病变患者的主观症状，客观检查指标也有所提高

前文对于康复的基础也有一定的介绍，前庭康复由感觉信号的冲突激发，尤其是前庭信号和视觉信号，这些冲突的信号不仅仅会改变残余前庭功能引起的增益，而且在其他运动系统也会产生弥补损失的部分前庭功能，比如中枢系统对于眼球运动和姿势反应的重新调整，颈眼反射的增强以及眼球扫视运动的调整，视觉信号和本体信号替代损失的前庭信号也在代偿中起一定的作用。

尽管前庭康复的对照研究非常难以进行，但是这些康复的确改善了单侧前庭稳定病变患者的主观症状。在平衡测试中，一些客观检查指标也有提高，使患者有望回到日常生活活动中。

参考文献

1. 孔维佳，周梁. 耳鼻咽喉头颈外科学.3 版. 北京：人民卫生出版社，2015.

2. 黄选兆，汪吉宝，孔维佳. 实用耳鼻咽喉头颈外科学.2 版. 北京：人民卫生出版社，2008.

3. James B. Snow Jr.Ballenger's 耳鼻咽喉头颈外科学.17 版. 北京：人民卫生出

版社，2012.

4. Baloh RW，Honrubia V.Clinical Neruophysiology of the vestibular system. New York：Oxford Unibersity Press，2001.

5. Luxon L.Audiological Medicine：Clinical Aspects of Hearing and Balance. London：Martin Dunitz，2003.

（马　鑫　整理）

中国医学临床百家

内耳疾病的临床思维探讨

当医生时间长了，自然会经历过许多感动的瞬间，也有许多痛苦的经历。我常常问自己：医学究竟是什么？包含哪些内容？医生又是什么？怎样才能做一名好医生呢？

其实这个问题并不难得到答案，但于时代而言，发展不同则思维不同。

医学是关于人的健康的科学。在远古时代，人的平均寿命只有十几岁，那时还谈不上有成形的医学。传说有神农尝百草，我更相信神农不是在找草药，而是品尝什么植物能吃，什么植物有毒不能吃。曾经发现原始人的颅骨上有的有圆形开孔，不是死后，而是在活着的时候开的骨窗，推测患者可能患有头痛，颅骨开窗的目的可能是想把脑子里的魔鬼放出来。即使是在近代，美国开国总统华盛顿也是因为认识不够，没有意识到是急性会厌炎导致的呼吸困难，在放血疗法中死去。医学的发展也折射出社会的发展。从最早的迷信（巫医），逐渐出现宗教，然后是文艺复兴，自然科学的逐渐兴起。随着现代社会的发展，医学也有了很大的进展。基础研究及临床医学似乎每天都有新的研究结果报道，尤其是近年来遗传学的进展很大，基因检查、基因治疗等所谓的"精准医学"概念的提出，似乎医学一下子要走入"精准医疗时代"。但是，也许科学理想是万能的，而医学至少现在很多情况下还是无奈的。精准当然是每个医生努力奋斗的目标，但是至少现在还比较遥远。人与机器最大的不同就是每个人都是不同的，个体差异很大。能够做到尽可能的精确已经很不容易了。

22. 什么是医学呢，这会有很多答案

（1）医学是技术：医务工作者当然需要掌握很多技术，诊断技术、手术技术、治疗技术等。至少目前为止，手术要一个一个地去做，患者要一个一个地去看，医生也是"匠人"。

（2）医学是经验科学：虽然现在非常重视循证医学证据，但是很多情况下需要医生具有丰富的临床经验，而且很多创新也是首先在临床实践中发现的。所以国际上非常重视著名医学大家的观点，重视个案报告。

（3）医学是自然科学：还有太多未知的东西，需要不断地研究探索。

（4）医学是人文科学：医生面对的是有着丰富感情，个体差异非常大的人，需要医生不仅有智商，而且还要有情商，需要有良好的沟通能力。

（5）医学是艺术：每个患者都是医生的作品，只有不断努力，才能成为大师，不断创造精品。

（6）医学是哲学：哲学可以解决所有学科和不同专业的思维问题，医学大师某种程度上也是哲学家。

所以，如果做多选题，答案应该是以上都是。

23. 医生的角色

（1）追本溯源的侦探：负责疾病"破案"工作，努力找到病因。

（2）健康咨询师：告知患者引起此病的病因及诱因，并告知患者日常生活中如何避免。现在，很多百姓获取信息电视、网络、微信等途径。医生由于平时工作繁忙，往往没有太多时间去做医学科普宣传工作，使得像张悟本之类的所谓"专家"占据宣传舞台，对百姓了解真正的健康知识非常不利。

（3）心理辅导师：每天大量的患者会向医生倾诉大量自己生病的各种痛苦，医生要学会处理这些不良信息，安抚患者，起到社会和家庭稳定器的作用。但是也要注意，不能让这些不良信息影响了医生自己的生活。

（4）工匠：不管医学如何发展，手术还是要一个一个地做，患者要一个一个地看，每个手术、每位患者都是医生的作品，只有不断学习思考，才能从手工艺者变成工匠，再成为手工艺大师。

（5）药剂师：医生一定要了解各种药物的作用机制、代谢特点、不良反应等，并且在治疗过程中多听取患者用药及其他治疗后身体出现的各种反应变化，从而确定治疗方案。很多知识是书本中找不到的，是从实践中获取的。所以很多患者问我门诊输液与住院后病房输液治疗有什么不同，其实，最大的不同是住院治疗更方便医生及时观察治疗后患者的状况，便于做出及时的调整。

（6）和谐家庭乃至社会的稳定器：无论哪个家庭有患者，对于家庭都是一个负担，不仅是经济上的，也有精神心理上的压力。尽快解决患者的疾苦，对于保证家庭，乃至社会和谐尤为重要。曾经有个孩子双侧中耳炎后全聋，鼓膜穿孔，2次行鼓膜修补术均未成功，孩子已经快3岁了，如果拖延时间过长进行人工耳蜗植入的话，会影响孩子今后的听觉及语言能力。我权衡再三后还是给孩子进行了人工耳蜗植入，同时再次修补鼓膜穿孔。术后孩子获得了满意的听力效果和言语能力。这个孩子的父母每年春节都会带着礼物来给我拜年。我觉得过意不去，孩子的母亲说："余大夫，您不知道您对于我们家有多重要。因为这个孩子的问题，跟孩子父亲经常发生不愉快，想闹离婚。现在手术以后，孩子跟正常的孩子一样，上正常学校。我们家也重新恢复正常，是您帮助了我们全家。"类似的故事还有很多，从这些经历中我深深感到医生的责任重大。

（7）社会发展动力的提供者：医生每治好一个患者，患者重返劳动岗位，就会为社会多提供一个劳动力。尤其是人工耳蜗的出现，国内已有 5 万余人接受了人工耳蜗植入，其中大部分是儿童。这些孩子能够像正常人一样接受教育，融入社会。我本人已经完成人工耳蜗植入 1000 余例，为社会提供了 1000 多个新的劳动力，作为耳科医生感到非常自豪。

在欧美国家，医生是考试成绩最好的学生，而且家境要好（否则无法支付昂贵的学费），不是迫切地急需要钱，才能安心认真看病。

医疗救治是社会的稳定器。当年黑死病席卷欧洲，几乎夺走一半欧洲人的生命。在过去，瘟疫、战争、自然灾害是造成人口数量下降最主要的三大原因，现在各种传染病已经基本绝迹，人均寿命稳步提高，这些都是医学的巨大进步，也是医务人员辛勤努力的结果。

24. 医生在临床工作中该如何思考

内耳疾病的临床思维其实也是临床医学的思维，那么临床医生接诊患者该如何分析思考呢？一个好医生面对患者会给自己提出四个问题：①患者得的是什么病？②有生命危险吗？③病因是什么？④如何治疗？如何能够在有限的接诊时间内快速分析判断患者的病因，做出准确的诊断需要有博学的专业知识，还要有丰富的临床实践经验。很多医生期望学到某种特效的治疗方法，提高手术技术，其实相对于这些技术方法而言，临床思维更为重要。现代医学的发展使各个专业逐渐细化，可能专家多了，但是像我国消化内科的鼻祖——北京协和医院的张孝骞这样的名医大家逐渐少了。张老除了消化内科外，可以参加所有内科系统的查房，老先生的临床功底可见一斑。

"大多数诊断所需的全部是一盎司的知识、一盎司的智能，再加一磅的整体观点。"这个阿拉伯谚语充分说明了全科知识的重要性。对于单纯的疾病，专家也许处理的更为细致，但是如果全科知识缺乏，疑难复杂疾病的诊断及处理就会非常困难。年轻医生往往依赖各种检查，但是对于很多疾病来说，病史采集永远是最重要的。如眩晕疾病的诊断80%靠病史采集。检查只是为了确定诊断。学习临床医学的分析思路在临床工作中是非常必要的。

一个患者来就诊，需要如何分析呢？

先别着急看病，先看人。注意观察患者的年龄、气质、着装、举止、情绪、说话的音量大小、一般状态等，从中可以获得许多信息。前庭性偏头痛患者，由于各种感觉超级敏感，所以着衣常比一般人多，喜欢戴着墨镜、帽子等。从患者说话的音量也能做出初步判断。传导性聋的患者，说话声音往往偏低，说起话来轻声细语。这种情况通过鼓室成形术有望改善听力。而进来就大声说话的，说明患者：①是感音神经性聋；②平均听阈应在70dB以上，因为患者怕大声音的重振现象已经消失。这种患者如果有中耳炎，很难通过听骨链重建改善听力。在填写病历的同时，多听患者说的主要不适。这样能够初步判断患者对自己的疾病认知适应程度，对医生的信任程度，对医生提出的诊断和治疗的接受程度，还有助于医生了解这个患者是否存在有一些精神和心理问题。

医疗纠纷发生很多时候是医患双方的认知出了问题。我国现有精神分裂症患者 1650 万，17.5% 有严重心理障碍，11% 患有抑郁症，而我国完全身心健康者不足 15%。健康人当然不会来医院就诊，在门诊接诊的患者中，20% 以上有较严重的心理障碍。所以看病之前必须先看人。一定要注意发现排除以躯体症状为表现的心理障碍。来耳鼻咽喉头颈外科门诊就诊的常见主诉是鼻塞、头痛、耳鸣、眩晕、咽异感症等。

那么，如何快速发现患者是否有精神心理障碍呢？可以让患者回答下面 3 个问题：①是否有睡眠障碍，已明显影响白天精神状态或需要用药？②是否心烦不安，对以前感兴趣的事情失去兴趣？③是否有明显身体不适，但是多次检查未发现原因？

如果有 3 个问题中 2 个回答是，有 80% 左右的可能存在精神心理障碍。还有下面的一些情况有助于医生快速识别患者存在精神心理障碍：①患者主诉症状的痛苦程度与临床检查不符。患者自己描述的症状很重，而医生查体后，没有发现与其症状相匹配的体征。②一直按照自己的思路进行描述，不能按照医生的思路进行（不同路）。③眼神飘忽，或者特别愿意滔滔不绝地表达，或控制不住大哭。

如果怀疑患者有精神心理障碍，尽量不做有创的治疗，包括手术治疗。既往耳鼻喉科发生的纠纷，很多都与鼻中隔手术有关。其实 60% 的正常人都有程度不同的鼻中隔偏曲，但是只有少数人需要进行手术治疗。部分有精神心理疾患的患者突出表现就是鼻塞、头痛。其实是典型的以躯体症状为表现的心理障碍，鼻中隔纠正手术并不能解除其心理问题，容易造成纠纷。这种类型的患者往往把自己工作生活中所有不顺心的地方都归结成鼻子不舒服，手术自然不能解决这些问题。但是术后患者会认为是手术不成功。此时患者主观症状感觉很重，而医生又看不出来明显的阳性体征，这样就容易让患者觉得医生或者是水平问题，或者是态度问题。这时医生要注意，最好不要说患者没有病。北医六院王向群院长的建议是，告诉患者，这是一种"神经内分泌紊乱"，国外需要到"身心医学科"就诊，在国内则由精神科或者神经内科医生负责处理。患者就此愿意去精神科就诊当然很好，但是也有部分患者坚持认为自己没有精神心理问题。这时另外一个出口就是建议患者找中医就诊。西医一个比较大的问题是，有些解释，患者不容易接受。而中医则在与患者沟通方面，有着比西医更好的方式，毕竟几千年的文化使中医更加平民化，更加容易被中国的患者接受，这方面的确需要西医学习借鉴。

医生一定要清楚自己的能力范围，曾经有过这样一个事情：十余年前，北京某大医院做了一个人工耳蜗手术，遗憾的是没能成功植入，耳蜗公司把我的老师，国际著名的耳科大师 Helms 教授请来，准备再次手术。术前谈话时，患儿家长一定要坚持让

Helms 教授做出 100% 手术成功的保证。我相信 Helms 教授来之前一定看过患者的资料，包括 CT，才肯前来准备再次手术。但是患儿家长的态度使 Helms 教授坚决放弃了手术。他说："对不起，您找错人了。您应该找我们的上帝和你们的菩萨。医生是人不是神，没有医生能够保证 100%。"患儿家长也许会得到退款等方式的处理结果，但是患儿永远失去了获得听力的机会！这个故事也告诉我们，医生一定要认真评估患者的要求是什么，医生是否具备让患者满意的能力。医生当然要通过不断学习提高自己的能力，并且竭尽全力，但是，医生毕竟不是神仙，只能"谋事在人，成事在天"。

我们再看一个数据：世界卫生组织（WHO）通过大量调查发现，决定健康与寿命影响因素中 60% 取决于每个人自己的工作和生活模式，遗传因素占 15%，社会因素占 10%，医疗仅占 8%，气候影响占 7%。所以医生的能力影响显然被夸大了。好像患者在医院死了，就一定是医院和医生出了问题。这种思维显然是社会认知出了问题。其实很多情况下，疾病的产生都与患者自己的不良生活或工作习惯有关。特别是常见的耳内科疾病，如突发性聋（突聋）、耳鸣、眩晕（如前庭性偏头痛、梅尼埃病等），均是与患者的紧张劳累、情绪波动、睡眠障碍有关。比如轻度的低频下降型感音神经性聋，如果患者自己调整好，改善睡眠，好好休息，不用任何治疗，约有半数患者可以自愈。如果患者自己不做出任何调控，可能导致医生采取的治疗措施效果不佳，或者在短暂好转后，很快复发。患者得病如同着火。点火人是患者自己，而且患者还在不停地加煤、加油、加柴火。如果患者自己不再添加助燃材料，其实很多情况下，火就自己灭了。而医生的工作是浇水灭火，水太大了不行，水小了火灭不下来。所以当医生采用的治疗疗效不佳时，首先当然要考虑诊断是否正确，其次就是要仔细检查病因及诱因是否得到控制，否则很难达到满意的疗效。有一个低频听力下降的患者，用了几乎所有目前临床上的药物进行治疗，均没有效果。我当时的判断是一定有某种致病因素持续存在。仔细询问了患者的作息情况。患者告诉我，每天打球2小时。短时间运动时血流加速，有助于改善头部特别是静脉回流。而长时间运动时，大量血液供应四肢肌肉，会造成头部血供减少，血流缓慢，不利于内耳微循环。所以建议这个患者分次运动，每次运动不超过15～20分钟，几天后患者的听力就痊愈了。

美国的一位医生，Dr E.L. Trudeau 有句名言：To cure sometimes（有时能治愈）；To relieve often（经常是缓解）；To comfort always（总是要安慰）。这成为很多医院，如 Johns Hopkings 医院的院训。这才是医生的定位，也是每位医生需要牢记的。

医生要对生命充满敬畏，观察患者的第一感觉是患者是否有生命危险。生命体征的观察永远是医生需要首先关注的。当患者有多种疾病需要处理时，要注意首先处理可能危及生命的疾病。耳鼻喉科医生日常处理的疾病，除了呼吸道异物、外伤出血、急性会厌炎等少数疾病可迅速危及生命外，大部分的疾病都只是影响功能，特别是常见的耳内疾病，如突发性聋、耳鸣、眩晕、面瘫等。一定要注意患者的全身情况，再决定局部处理。另外一定要注意，非紧急抢救情况下，医生只有建议权和解释权，患者有最终决定权。经常有医生问我，患者是孕妇，或者患者有高血压、糖尿病，甚至癌症，发生突发性聋，该如何治疗？这说明医生有强烈的职业责任感，希望能够让所有患者都恢复正常。但是忽视了医生、患者各自的角色。医生是装修公司，患者要首先提出自己的要求。患者自己要明确，自身有多个问题需要处理时，哪个问题更重要。医生在很多情况下需要跟患者"商量诊断，商量治疗"。孕妇本人要确定究竟是孩子重要还是听力重要，然后和医生商量如何处理。其他类似情况也应照此原则处理。

还有一部分患者不知道自己身体的某些功能出了问题，或者没有告知医生。医生细致的观察对于选择治疗非常关键。患者面色灰暗，常提示肾功能不全，要尽量选择对肾功能影响小的药物；面色暗红或发黑，常提示肝功能有问题，要尽量选择对肝脏影响小的药物。比如，此时选择皮质类固醇激素，最好选择甲强龙，因为甲强龙不经过肝脏代谢。有些患者会回避回答医生的提问，如果诊断明确，而疗效不佳时，有时我会建议下次就诊时让患者家属来。很多情况下家属就是医生的"卧底"，可以提供给医生更多患者本人不愿意提供的信息。有一次，一位青年人来就诊，诊断为"前庭性偏头痛"。连续换了几种治疗药物也没有效果。反复问患者有什么原因，比如生物钟紊乱、有无紧张劳累、情绪波动情况等，患者说一概没有。我让患者的父亲在一周后复诊时一起来。患者的父亲来后说，患者贪玩，这些天不分白天黑夜上网玩游戏，治疗用的那点药怎么能够有效！

医生如何让自己更专业更聪明？唯一的答案是学习。CT 的发明者 Godfrey Newbold Hounsfield 有句名言："学习是获取别人智慧的过程"。哪怕自己的原创能力有限，但是只要通过不断学习，就能获取最新的医疗进展信息，为患者提供更好的服务。毛主席非常喜欢读书，喜欢学习。他曾经说"三天不学习，赶不上刘少奇"。看看毛主席写的 5 卷《毛泽东选集》，现在有哪个医学教授能够有如此多的原创著作？而且，现在处于信息爆炸时代，1 年不学习，知识就会减少至少 20%。

我本人几乎每年都会参加德国耳鼻咽喉头颈外科学会的年会。德国共有耳鼻咽喉头颈外科医生 5000 余人，每年除了值班留守医生，有 4000 余人参加每年的年会。除了德国人学习欲望强烈外，医疗保险公司的某些规定也迫使每个医生不断努力。每年年会都会介绍各种专业进展。比如梅尼埃病的治疗，既往有 10 种方法，这一年有了一种新方法，医生在接诊相应患者时必须全面介绍这 11 种方法。如果少介绍一种，患者可能就少了一个治愈的机会，而且在介绍中不能单方面否定这种方法无效。有一些治疗方法可能目前存在一些争议，比如内淋巴囊减压术，国内的某些医生可能直接告诉患者这种方法不好。这种沟通方式在国外是违规违法的，因为这样剥夺了患者的权利和机会。正确的方式是介绍有这么一种手术方式，我本人不做，在国内某家医院开展这种治疗较多，建议患者去这家医院就诊，接受相应的解释建议再做决定。所以不断学习新的信息和知识，才能充分告知患者更多的诊治信息，否则可能误人误己。只要努力学习，大家都能成为好医生。除了学习成功的病例报告，其实多听听失误的病例介绍，可能给医生的成长帮助更大。从自己的过失中吸取教训的是聪明人，从别人的过失中吸取教训的是更聪明的人。医生意味着一生都要努力学习！

要想做好一个耳内科医生，首先要会看眩晕疾病，因眩晕疾病发病率高，且病因相对简单，便于掌握，而且疗效好，有利于增加医生的自信心。而要想看好眩晕，必须先会看头痛。学会区分紧张性头痛与偏头痛。因为紧张性头痛与前庭性偏头痛的发病率很高。其次再学会处理听力下降。需要掌握中耳病变、内耳病变、听神经病变、听觉中枢病变引起的听力下降的鉴别诊断。最后再去学习处理耳鸣。因为耳鸣不仅仅是听觉系统本身的病变引起的，非听觉系统病变同样可以引起耳鸣。所以要掌握中枢病变如睡眠障碍、焦虑、抑郁、偏头痛、阻塞性睡眠呼吸暂停低通气综合征（OSAHS）等疾病。还要学会诊治非听觉系统病变，如胃酸反流、鼻窦炎、变应性鼻炎、颞下颌关节病变、颈椎病、甲状腺功能低下、女性更年期内分泌紊乱等全身病变。

25. 常见内耳疾病临床该如何思考

首先我们要知道，医疗的治疗原则可分为三级：

一级治疗：预防，告知患者如何避免发生各种疾病。

二级治疗：病因治疗。到医院就诊的往往已经出现各种症状，在这种情况下，最重要的是积极寻找病因，如能找到病因并进行病因治疗，往往能取得最好的疗效。

三级治疗：对症处理，疗效最差。用解热剂控制发热，用止痛片止痛往往是治标不治本，不能解决根本问题。

扁鹊一家兄弟三人均行医。扁鹊对魏王说：长兄医术最高，能防范疫病；二哥医术次之，能治初起之疾；而自己居末位，只能"镵血脉，投毒药，副肌肤"。所以"大医治未病"。

到医院来就诊的患者已有种种临床症状，此时最重要的当然是努力寻找病因。那么如何寻找病因呢？疾病当然也分简单的疾病和复杂的疾病，病因越多，病情越复杂，寻找病因也越困难。如常见的发热，病因数以千计，有时寻找病因犹如大海捞针。耳鸣的病因也在千种以上，这也是耳鸣为什么诊断和治疗均很困难最主要的原因。如果短时间内无法找到病因，则要先排除危险的病因，然后再根据已有的线索，分析其发病机制。比如突发性聋就是指的病因不明的突然发生的感音神经性听力下降。虽然病因不明，但是通过听力曲线特点进行分型，各型可能的发病机制不同，采用有针对性的分型治疗也取得了比盲目对症处理好得多的疗效。

至少在目前为止，接诊患者，确定诊断最主要的手段仍然是病史采集。尽管现在各种检查手段非常丰富，病史的采集对于诊断仍然是关键性的。比如眩晕疾病的诊断，80% 靠病史采集。本书在各个章节内会具体介绍病史采集问诊的具体思路，这里主要讲基本原则。归纳后，重复患者的主诉很有意义，表示医生在用心倾听，而且在认真思考。

年轻医生与有经验的专家的区别之一是，老专家往往避开很多不必要的信息，总是直奔主题，直接找到诊断的关键线索，而年轻医生往往问了很多问题，仍不得要领。所以，如何问诊也是有学问的。

（1）问诊筛查先从危险的疾病开始：如脑血管疾病、肿瘤等。单侧听力下降和（或）耳鸣，应进行 MRI 检查，除外桥小脑角肿瘤等。任何疾病早期发现，早期治疗的疗效一定是最好的。一旦除外了恶性疾病，就会增加患者的安全度。

（2）然后从大概率事件开始，先问发病率高的疾病。如患者主诉眩晕，医生首先就要把最主要的眩晕疾病按照发病率的顺序排列，依次为：耳石症、前庭性偏头痛、梅尼埃病、前庭阵发症等。（注：目前有观点认为前庭性偏头痛的发病率甚至超过耳石症）。接着就要问眩晕发作持续的时间了。如果患者眩晕持续的时间少于 1 分钟，接着就要问是否与头位变化有关。注意，大多数耳石症（管石症）都会出现至少 2 个头部的位置变化诱发的眩晕症状。如果只有一个位置可诱发眩晕发作，需要与前庭性偏头痛伴发的中枢性发作性位置性眩晕（CPPV）以及前庭阵发症相鉴别。如果发作时间数小时，又有反复发作的病程，则首先需要考虑前庭性偏头痛与梅尼埃病的鉴别了（详见前庭性偏头痛）。两者最主要的鉴别诊断是有无不可逆的听力下降。所以多做几次听力检查，对于这两种非常容易混淆的疾病的鉴别诊断非常重要。

（3）从较为确定的病因较少的疾病开始问起。问诊也有顺序。如患者有听力下降、耳鸣、眩晕、耳闷胀感等多个耳部症状，应先从眩晕问起，因为目前对于眩晕的主要疾病较少，而且掌握的比较好。

（4）另外非常重要的是发病时或之前的症状特点非常重要。曾经有个眩晕患者眩晕发作多年，持续时间数小时。每次发病前都有控制不住的打嗝。仔细追问病史，眩晕多在餐后、打嗝后发生。打嗝是膈神经功能紊乱的表现。膈神经是迷走神经的分支，说明迷走神经受到了刺激。再仔细检查局部，发现患者悬雍垂水肿，双侧披裂也慢性充血水肿，提示患者有胃酸反流。所以患者是胃酸反流刺激，造成膈神经刺激，再兴奋迷走神经诱发的眩晕发作。这个患者给予抗酸药物治疗以后，眩晕没有再发。还有一个经典的案例，一位国外的中年妇女，每周二、三、五晚上都会有眩晕发作。仔细追问病史，患者都是在晚餐后半小时出现眩晕发作。继续追问晚餐情况，原来患者非常喜欢吃中餐，是味精导致的频繁眩晕发作，调整饮食习惯后，眩晕也就完全消失了。

（5）尽量用一元论来解释，但是疑难病例往往多病因。比如慢性失代偿性耳鸣往往有至少两种以上病因或发病机制。

（6）需要掌握尽可能多的全科知识，而不只是局限于内耳疾病本身。比如眩晕专家必须掌握前庭性偏头痛。那么必须了解偏头痛。而想要治疗偏头痛，则需要掌握常见头痛的鉴别诊断，比如紧张性头痛和丛集性头痛。耳鸣的诊断则更为复杂，要想诊断耳鸣，除了必须掌握听觉系统本身的病变（外耳、中耳、内耳、听神经以及听觉中枢病变）外，还必须了解掌握可能引起听觉系统病变的全身疾病，如睡眠障碍（阻塞性睡眠呼吸障碍综合征、焦虑、抑郁等）、偏头痛、胃酸反流等。

（7）遇到自己一时无法诊断的疑难问题，最好把患者亲自带到上级医师那里，之后好好学习。如果上级医师也一时无法决断，最好留下患者的联系方式，密切随访。这样能够更快地促进自己的经验积累。

（8）在治疗过程中，如果疗效不好，首先应该再次确认诊断是否有误。如果诊断错了，治疗不可能有的放矢。诊断不明，治愈即如天方夜谭（塞万提斯）。如果诊断没有问题，则要仔细分析是否同时存在其他疾病？药物的组合、单药的剂量、使用的顺序是否有问题。我曾经接诊过一位急性化脓性扁桃体炎的患者，15 岁，持续咽痛高热，连续 2 周抗生素输液无效。检查见双侧扁桃体Ⅱ度肿大，布满脓栓。由于恶心症状很明显，我给患者局部喷了丁卡因表面麻醉，然后用吸引器和枪状镊仔细去除了扁桃体表面的所有脓性分泌附着物，当天晚上，患者的体温就恢复正常了。这个病例反映出年轻医生过于依赖药物，忽视了炎症感染处理基本原则：通畅引流。

很多情况下，医生的职责主要是指路，而不是开刀或者开药。特别是可能复发的疾病，要注意交代：①可能复发；②需要注意哪些事项以减少或者避免复发；③患者自己是复发的主要责任人。不解释清楚这些，患者总是埋怨医生无能，其实复发是患者自己造成的。所以，对患者的教育非常重要。

在通过问诊基本确定了疾病的大致类型后，再根据不同情况进行各种临床检查。常见内耳疾病的基本检查当然包括听力检查、耳鸣检查、前庭功能检查等。这些检查结果必须与病史结合，才能真正解读出正确的信息。如何解读，详见本书各个相关章节。

诊断准确当然是非常重要的，随后的治疗也很重要。如果只能做到诊断正确而无法治疗，诊断也就没有太大的意义。

需要特别强调地是，耳内科医生必须尽可能准确地知道各种常用药物的作用机制、药代动力学特点、适应证和禁忌证以及各种药物之间的组合。避免盲目用药，避免出现药物不良反应。

医生对于输液时用葡萄糖还是盐水常不注意。当然患者有高血压，一般选择葡萄糖。患者有糖尿病，则一般选择盐水。但是某些内耳疾病，选择葡萄糖和盐水是有不同影响的。有一次去外院会诊，一位低频下降型感音神经性聋的患者治疗效果不好。经仔细查看治疗方案，发现由于医院很重视这个患者，用了很多改善微循环的药物，每天输液约 3000ml 盐水。目前认为，低频感音神经性聋的发病机制是内耳积水。而积水的基本治疗原则是限盐限水。所以这个患者改用少量药物，每天输液量只有 350ml，几天后就痊愈了。

糖皮质激素是临床上非常常用的药物，也是各种内耳疾病，如突发性耳聋、梅尼埃病、低频下降型感音神经性聋、听神经病等的常用药物，疗效比较确定，但是使用不当也可能出问题。笔者曾经审过一篇文章，用地塞米松治疗突发性聋，10mg×10d。地塞米松的半衰期是 36～54 小时，如果取其平均值以 48 小时计算，第 1 天当然是 10mg，第 2 天的总剂量应为 10mg+7.5mg（第 1 天未代谢）=17.5mg，第 3 天为 10mg+7.5mg+5mg=22.5mg；以此类推，第 4 天为 10mg+7.5mg+5mg+2.5mg=25mg；第 5 天为：10mg+7.5mg+5mg+2.5mg+1mg=26mg。6～10 天总量均为 26mg，相当于 162mg 泼尼松。如此大剂量的激素，使用时间又在 1 周以上，必须逐渐减量后停药，否则可能引起停药后的反弹。

尽管很多疾病都有诊疗常规，但是那些实际上都是基本原则，需要各位医生在临床实际工作中根据患者的不同情况进行调整。因为人不同于机器，个体差异非常大，但是任何调整改良也必须是在有了丰富的临床经验后再进行调整。我的老师，德国的著名耳科专家 Helms 教授曾经教导年轻医生："一定要先按照老师教的方法做 100 例手术，再来看是否能够改良"。这句话同样适用于耳内科医生，就是先用老师教的方法先治疗 100 个患者，等有了这 100 例经验，再来谈调整、改良治疗方案。

26. 患者是医生最好的老师

住院医师每天要至少查房两次，多与患者沟通，掌握每次治疗后患者出现的各种反应，不仅有助于了解病情的变化，及时做出相应的调整，还有助于医生掌握各种药物、治疗手段的优缺点，提高自身的水平，也有利于加强医患沟通，可以有效地减少不良反应的发生，减少医患纠纷。在相当程度上，医学仍然是经验科学，只有通过不断的临床实践，技能才能真正提高。

已故的原同济医科大学（现华中科技大学同济医学院）校长裘法祖有过这样一段故事。一位老妇人因肚子不适找裘老就诊。裘老询问病史后，让患者躺下，仔细按、摸检查其腹部。老妇人起来紧紧握着裘老的手说："您真是一位好医生，我去了六七家医院，没有一位医生给我按、摸检查，您是第一个为我检查的医生"。一个简单的常规动作，竟会给患者如此巨大的安慰，原因就是患者充分感觉到医生的责任心和对患者的关心。

所以，如果让患者感觉到医生是认真、努力、负责的，就会在很大程度上增加相互信任，减少纠纷的发生。所以医生要注意做到以下几点：

（1）目光一定要直视患者，尽量不要戴口罩。

（2）患者坐轮椅时，尽量别让患者下轮椅，医生半蹲着检查。如果需要检查，搀扶着患者。在做平衡检查时，医生一定要站在患者旁边，保证患者不要跌倒。

（3）耐心倾听患者的描述，仔细分辨主诉。必须给患者一定时间，来描述自己的疾病痛苦，否则患者会感觉医生不够耐心，对患者不够尊重。而且 80% 的患者陈述自己的病痛不会超过 2 分钟。但是，由于门诊接诊患者太多，也不能任由患者随便自由发挥。医生在初步了解了患者的主诉后，就要适时喊停，引导患者按照医生自己的思路提问，让患者回答。而后进行的查体、各种检查（包括听力、前庭、影像、实验室检查等）只是为了验证医生经过病史采集分析后对于诊断的判定。比如，患者主诉在头位变化时会发生短暂的眩晕感，此时必须追问，是一个头位还是多个头位可诱发眩晕发作，管石症应该是两个以上头位诱发，而单个位置诱发还需要除外中枢性发作性位置性眩晕（CPPV）和前庭阵发症。这时，医生只能给出位置性前庭综合征的诊断，需要做体位检查后才能进一步明确是良性阵发性位置性眩晕（BPPV）还是 CPPV。

（4）学习中医沟通技巧。尽量用通俗易懂的话来解释，患者自己能够听懂、理解，非常有助于之后各种医疗工作的进行。听患者描述介绍病情后，医生用简短的总结很有意义，表示医生已经用心听，并且基本掌握了患者的情况。医生一定要思维反应快，嘴上说得慢，话不要说得太绝对。有一起医疗纠纷的起因就是一个患者因为耳痛来就诊，医生检查未发现明显异常，就告诉患者："您肯定没事，回去休息吧"。结果，第二天患者面瘫了，马上就投诉这位医生。这位医生显然给患者交代得过于轻松乐观了。正确的解释应该是"您现在没有什么太大的问题，一旦有新的情况出现，请您马上再来复诊"。这样的医嘱就会减少很多不必要的麻烦。还有一次，一个患者抢救无效，已经宣布死亡。一个医学生又去给患者摸了一下脉，竟然感觉到还有脉搏跳动。实际上是医学生没有经验，过度按压导致自己的脉搏被错误认为是死者的脉搏跳动。此时，正确的处理应该是找上级医生悄悄反映一下，由上级医生再来查看。可这个学生大声呼叫道"老师，这个患者还有脉搏"。结果，在场的死者家属顿时爆发，指责医院在患者没死的情况下放弃抢救，导致不必要的纠纷发生。

（5）一定要翻看患者给你的资料。尽管门诊时间很紧张，常常有很多患者在排队就诊。但是对于患者带过来的各种检查结果，也许很多检查结果对于本次就诊意义并不大，但是接诊医生最好能够首先接到手里，重点检查项目详细查看，非重要检查结果可以快速浏览，这样不会给患者造成接诊医生不仔细、不负责任的不好印象。

（6）查房时应注意：进病房必须敲门，需要向患者介绍自己。首先要注意可能存在的危及患者生命的情况。注意患者的心理特点，避免给以躯体症状为表现的心理疾病患者进行手术治疗。重点注意有并发症的患者，了解治疗后患者的病情变化，及时向上级医生汇报。

（7）医生要有良好的表达和沟通能力，并且注意谈话技巧。同样一件事情不同的表达方式，可能使患者得出截然不同的结论。临床医生要掌握一些心理学的知识，要针对不同层次和生活背景的患者进行耐心的解释工作。解释治疗目的的顺序应该是：①保证生命安全。②重要脏器功能。③美容。医生应先交代最严重的情况，如突发性聋目前多认为是内耳血管病变，而内耳循环属于脑循环的一部分，因此从某种意义上来说突发性聋是脑血管意外的一种表现或者先兆。治疗的第一目的当然是阻击病变的进一步发展，防止更为严重的脑血管意外发生，其次才是听力提高，再其次是耳鸣、耳闷、眩晕症状的控制。

医生行医，一生都要努力学习提高。

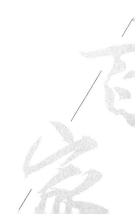

听力障碍概论

正常人能够听到频率 20 ~ 20 000Hz，声强为 0dB 的声音。语言是人与动物重要的区别之一，人的言语频率为 500 ~ 3000Hz。

听觉通路及其邻近组织的病变均可引起听力下降。程度可不同，轻者称为重听，重者称为耳聋。外耳和中耳的传音结构、内耳感音器官以及听觉神经通路上任何部位以及附近的病变都可以引起耳聋。耳聋的发病率很高，据世界卫生组织（WHO）估计，全世界约有 7 亿人存在中度以上听力损失（听阈 > 55dB）。1985 年全球听力残疾人数为 4200 万，1995 年为 1.2 亿，到 2001 年增加到 2.5 亿。我国现有听力残疾患者 2780 余万，其中聋哑人 200 余万，每年新增约 3 万人。听力残疾的患者数量居我国五大残疾之首，严重影响生活、工作。盲人通过盲文学习，可以达到大学水平，而聋人很难小学毕业。因为听觉信息是抽象的，而视觉信息是具体的。所以，每个耳科医生都肩负着巨大的社会责任！

27. 内耳病变分类方法多样

内耳病变很多，按照病程可分为急性内耳病变和慢性内耳病变。急性内耳病变包括：突发性聋、感染引起的耳聋（细菌、病毒、梅毒、霉菌等）、免疫性聋、蜗后病变引起的耳聋（包括多发性硬化、特发性肥厚性硬脑膜炎、桥小脑角占位性病变、颅内动脉瘤、椎基底动脉缺血、半规管裂、偏头痛、精神心理性聋等）、急性内耳积水、梅尼埃病等。

从病因上还可分为：遗传性聋，老年性聋，免疫性耳聋，外伤性内耳病变（颅脑外伤、岩骨骨折；窗膜破裂等）急性噪声性损伤，爆震聋，耳毒性药物性聋，中耳引起的感音神经性聋，听神经病，血管、代谢性疾病，肿瘤引起的慢性内耳病变，精神心理性聋等。

按照听力下降的性质分类，可以分为器质性聋和功能性聋。功能性聋是指无听觉系统器质性病变，客观测听听力正常而患者主诉听不到声音，包括伪聋、癔症性聋以及神经症等。功能性聋包括伪聋和精神性聋，伪聋不是一种疾病，而是诈聋者为了达到某种目的，在听功能完全正常的情况下伪装耳聋；或有轻微听力损失，而有意扩大其听力损失的程度。对于该病的诊断可以用简单的音叉检查进行初筛，就是堵塞非聋耳，将音叉置于头部中线任何一点时都否认能听到声音，则有伪聋的可能，但是确诊最好还是进行声阻抗以及电反应测听等客观检查方法。精神性聋又称癔症性聋，多有精神刺激史，有身体其他癔症的表现，客观的听功能检查都正常，暗示疗法有效。但是对于单纯客观听功能检查正常的患者，要注意排除中枢性病变的可能。

按照病变部位来分类，可以分为传导性聋、感音神经性聋和混合性聋。传导性聋指因外耳、中耳或者咽鼓管病变，以及耳硬化症导致声波不能传入内耳所致的听力损失。感音神经性聋是指内耳、耳蜗神经、脑干听觉通路及听觉中枢病变所致听力损失的总称。其中耳蜗听觉感受器病变导致的感音障碍称为感音性聋，也称耳蜗性聋。病变位于听觉神经以及中枢听觉通路的病变所致的听力障碍称为蜗后性聋。

按照时间分类，根据出生前后时间可分为先天性聋和后天性聋。

以语言发育情况进行分类，可分为语前聋和语后聋。语前聋是指重度先天性聋，或者在婴幼儿时期严重耳聋，没有发育形成言语能力，如果没有及时治疗，多成为聋哑。语后聋常常是已经形成言语后出现的听力下降，常常口齿不清。

28. 临床上建议使用 WHO 的耳聋分级标准

通常以言语频率平均听阈水平作为定级标准，但是每个国家或机构选取的频率及听阈不尽相同。我国职工工伤与职业病定残标准采用 500Hz、1000Hz、2000Hz 三个频率的平均值，共分为5 级（表 1）。

表 1　我国职工工伤与职业病致残程度听力障碍分级

分级	0.5kHz；1.0kHz；2.0kHz 平均听阈
轻度聋	26 ～ 40dB
中度聋	41 ～ 55dB
中重度聋	56 ～ 70dB
重度聋	71 ～ 90dB
极重度聋	> 91dB

WHO1997 年听力残疾定义和听力损失分级将 3000Hz 也纳入，计算 4 个频率平均听阈（表 2）。

表 2　WHO 听力损失分级（1997 年）

分级	0.5kHz，1.0kHz，2.0kHz，3.0kHz 平均听阈	治疗方法
轻度聋	26 ～ 40dB	助听器
中度聋	41 ～ 60dB	助听器 / 植入性助听器
重度聋	61 ～ 80dB	助听器 / 人工耳蜗
极重度聋（含全聋）	> 81dB	人工耳蜗

在临床上建议使用 WHO 的标准。从分级来看 WHO 分级对于采用不同的治疗方法有帮助。助听器只能用于残余听力在听阈 80dB 以内的患者。所以听阈在 81dB 以上的极重度聋（含全聋）患者，应直接行人工耳蜗植入，不需要试戴助听器。重度聋患者可试戴助听器，如无效，也可行人工耳蜗植入。60dB 是内外毛细胞的分界线。外毛细胞负责听阈在 60dB 以内的听觉信号处理，

60dB 以上则由内毛细胞负责。中度耳聋可以考虑使用传统的助听器或者植入性助听器。

助听器对于频率在 4000Hz 以上的信号帮助不大，所以纳入 3000Hz 一并计算较好。

29. 各种听功能的检查要综合分析，才能对患者的听力损失程度以及可能的病变部位做出相对准确的诊断

听功能的测试方法分为主观和客观测试方法，主观测试方法包括：表试验、音叉试验、纯音听阈测试、言语测听等。受试者对刺激听信号做出主观判断并记录，又称行为测听。在某些情况下（弱智、伪聋等）结果不能完全反映受试者的实际听功能水平。客观测试法包括：声导抗测试、电反应测听、听性脑干诱发电位、耳声发射、多频稳态测试等，结果相对客观可靠，但其频率特性较差。国内司法、劳动力和伤残鉴定多采用客观测听检查结果。

（1）音叉检查：音叉试验是听力检查方法中最古老的一种方法，也是在耳科中应用广泛而简便的听力检查方法。它对耳聋性质的诊断比较方便、快速。将音叉敲响后放在被检耳旁、乳突部或前额部，分别测定气传导和骨传导听力，比较两耳间、气导和骨导间、正常耳和患耳间能听清音叉声音的时间，从而估计患耳听力损失的程度，可初步鉴别耳聋的性质。目前临床常用的钢制音叉最大响度为 75 ～ 78dB。用力敲响音叉后从产生最大的响

度，一定时间内逐渐减弱消失。通过判断何时患者听不到声音，可以粗略判断出患者的听阈水平。在查房时，音叉检查很重要。部分患者对于自己治疗过程中的听力变化非常敏感，如果按照目前临床常规，每隔 3 天再进行 1 次纯音测听检查，检查结果又不满意时，患者往往情绪低落，会进一步影响治疗结果。所以，笔者面对这样患者时，多先用音叉检查，如果判断听力改善，再让患者去做纯音测听。音叉检查结果评价见表 3。

表 3　音叉试验结果比较

试验方法	传导性聋	感音神经性聋
林纳试验（RT）	（－）（±）	（＋）
韦伯试验（WT）	→患耳	→健耳
施瓦巴赫试验（ST）	（＋）	（－）

（2）纯音测听：纯音听阈测试通常称为电测听，是通过纯音听力计发出不同频率、不同强度的纯音，由被测试者做出听到与否的主观判断来了解其双耳的纯音听阈的一种主观检查方法。通过气导耳机和骨导耳机分别测试人耳的气导听力和骨导听力，了解受检耳对不同纯音的听敏度。但因纯音听力检查为主观检查方法，需要被测者主观上高度配合，要通过被检查者的反应来判断听力情况，所以它的缺点是客观性较差，尤其对于儿童来说，其准确性较差，并且不能用于婴幼儿测试。主要检查频率是 250 ～ 8000Hz 的听力情况。如需要检查 8000Hz 以上超高频听

力，则需使用特殊的高频耳机。

结果分析：①正常：气骨导听阈曲线都在 25db 以内，两者无明显差异（图 4）。②传导性耳聋：骨导正常或接近正常，气导听阈提高，气骨导间距 > 10db，一般不 > 40db，最大不超过 60db，传导性聋气导听阈提高以低频为主，呈上升形曲线，气骨导差以低频区明显（图 5）。③感音神经性聋：气骨导的听力曲线呈一致性下降，由于高频听力损失较重，故听力曲线呈渐降形或陡降形（图 6）。④混合性聋：兼有两者听力曲线的特点，特征是气骨导听阈都提高，但有气骨导差存在，部分可表现为低频以传导性聋的特点为主，而高频的气骨导曲线呈一致性下降。

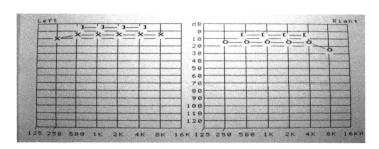

图 4　双侧正常听力图

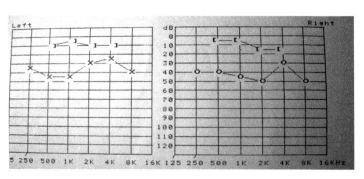

图 5　双侧传导性聋听力图

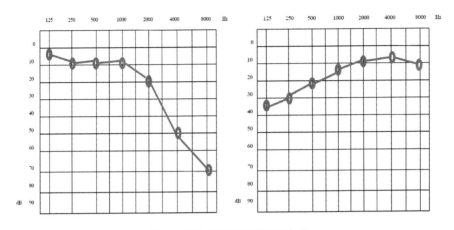

图6 常见感音神经性聋听力图

测听的目的除了明确耳聋的性质和程度，更重要的是努力寻找病变部位，这样治疗才能有的放矢。一般认为传导性聋是由中外耳疾病引起，但是目前逐渐认识到中耳炎、晚期耳硬化症等中耳病变也可引起骨导听力下降，使得听力图的表现像是感音神经性聋或混合性聋。原因可能是：①随着中耳炎症病程的延长，圆窗膜厚度逐渐增大，而内耳的氧是通过圆窗膜弥散的，因此会引起内耳的缺氧性损害。②炎症物质、细菌毒素通过圆窗或卵圆窗弥散进入内耳，随着病程的延长，首先累及基底会造成暂时或者永久性阈移，逐渐累及言语频率，因此出现从高频到低频的骨导听力下降。③慢性分泌性中耳炎中耳积液影响两窗相位差，影响骨导听力。④骨导传入目前认为有3个途径：一是声音经乳突放射到外耳道，再经中耳传入内耳；二是颅骨振荡直接振动听骨链，传入内耳；三是颅骨振荡直接使内耳感音。中耳病变时，会影响前两种骨导传入，因此会影响骨导听力。⑤内耳免疫机制有关，分泌性中耳炎的免疫过程可能影响内耳功能。

与耳硬化症类似，骨导听力下降在 2kHz 比较明显，但也有作者认为 4kHz 处听力下降最明显。有些骨导听阈治疗后会恢复，但是有些不能恢复，可能和鼓室硬化有关系。在分析一些混合性聋或者传导性聋为主伴有几个频率骨导听力下降时，要注意是否由内耳病变引起，目前有以下四种内耳的病变可以出现骨气导差，听力图表现类似于传导性聋。因此，目前有人将之称为传导性感音神经性聋。

①上半规管裂综合征：主要表现为低频传导性聋，患者骨导听阈可以超敏，有些患者可以听到心跳、关节的声音，特别是在步行时。上半规管裂处形成的可以往复运动的第三窗可能是出现传导性聋的原因：镫骨足板振动引起内耳外淋巴振动时，上半规管裂处的膜性封闭往复运动影响了声音向耳蜗的传导，出现气导听力下降，但是骨导刺激内耳外淋巴流动时，上半规管裂处的膜性封闭运动则会增加圆窗及卵圆窗的位相差，使骨导听力提高。前庭诱发电位阈值明显低于正常。

②大前庭导水管综合征：低频传导性聋。目前认为也是由于第三窗对气导听力的影响。

③梅尼埃病：有些可以表现为低频骨气导差，可能是由于内耳积水以及外淋巴压力增高，限制镫骨底板向内运动。

④ X- 连锁镫骨井喷综合征：这类患者第三窗大于正常人，导致骨导听力增强，因此出现骨气导差。

因此，低频传导性听力下降，而其他测试显示中外耳正常时，要考虑到内耳病变的可能，需要进一步检查。目前研究比较多的是大前庭导水管综合征患者的脑干诱发电位（ABR）测试，具有特征性的 I 波前的负波，它的诊断价值在 80% 左右，但是如果明确诊断，还需要影像学的检查。CT 检查对于诊断大前庭水管综合征和上半规管裂综合征诊断非常重要。最好选择薄层 CT 扫描，层厚在 0.5mm，但是上半规管的骨壁厚度可以在 0.1mm，因此诊断要结合临床症状和体征。

纯音测听是目前临床上最常用的检查方法，但是其结果不能单独分析，要结合患者的症状、体征，以及其他辅助检查结果具体分析才能得出相对准确的结论。

（3）阈上功能测试：纯音听力检查仅能测出气骨导听阈，但是实际生活中，有的人听阈可以较好，有的却可以表现得很差，阈上功能测试可以对听觉损害的部位提供可靠的诊断。交替双耳响度平衡试验、单耳响度平衡试验、音强差阈试验及短增量敏感指数试验等都是测试声音强度与患者主观响度的关系，阳性表示耳蜗性聋。阈音衰减试验先检出患者听阈，然后以该听阈刺激，如果患者 1 分钟后仍能听到，则为阴性，如果 1 分钟内声音消失，则 5dB 递增，如果 < 10dB，则为阴性，> 15dB 为阳性，多见于蜗后病变。而阈上适应试验选用 500Hz、1000Hz、2000Hz 频率，用 110dB SPL（声压级）在 1 分钟内持续发声，如果 1 分钟内有回答则为阳性，否则为阴性，表示有蜗后病变。

（4）言语测听：人类的语音在日常生活中是接触最多的声音，频谱广、瞬变快、声强参差不齐，听阈无法直接测定。目前在听力学检查中，可以用语言清晰度测验来测定，也就是通常说的言语测听。由录音机、电脑、音箱或直接口声的发音，通过语言听力计输送给受检耳各种语言信息，用 4～5 种不同的响度分别测定其听清测词的内容，并在以声强为横坐标和清晰度百分率为纵坐标的语言清晰度区域图上把测出的各点连成语言清晰度曲线。这曲线可代表人耳在各种声强度所听到和听清语言的情况。所以，言语测听是符合听觉实际情况的阈上测听法。言语测听的仪器设备并不复杂，以纯音听力计附有通话设备就能开展测听，用磁带录音较方便准确，也可用口声播讲。言语测听在临床上常用于：①了解可懂度阈与纯音实用听阈的匹配情况。②以语言识别率判别有无感音神经性病变。③鉴别重振现象。④选配助听器。⑤比较和观察治疗或训练前后的听力进展情况等。在该检查中，值得注意的是言语测听结果和纯音测听结果分离的现象，这时可能存在神经中枢整合功能的障碍，也是蜗后病变的征象，比如听神经病。

（5）声导抗：声导抗测试是客观测听方法之一。它是利用一定声压级的低频纯音导入外耳道，引起鼓膜、听骨链、卵圆窗、鼓室腔、咽鼓管以及中耳肌肉等结构的振动或变化。由于这些器官、组织的弹性、质量和摩擦力不同，所显示的声级大小也有不同改变。它不是测定人耳的听阈，而是测量人耳中耳声阻抗的变化，这种变化记录后可为分析中耳病变提供客观的依据。阻抗测试结果分为 As 型、Ad 型、B 型以及 C 型曲线，A 型曲线表示鼓膜活动度可，中耳结构基本正常；B 型曲线表示中耳积液或者中耳肿瘤影响听骨链以及鼓膜运动；C 型曲线则表示中耳负压，一般为咽鼓管功能不良引起。声反射在听力损失的程度、定性、定位中具有诊断价值。

①声反射阈：声反射阈与纯音测听的差在 60dB 以下提示重振，也就是耳蜗病变。如果声反射阈高于正常 15dB，阻抗正常或者纯音听阈 < 65dB 而声反射引不出，就要除外蜗后病变。

②声反射振幅：一般非交叉声反射振幅大于较差声反射振幅，正常情况下二者振幅比在 1.2 ~ 1.5，当 < 1.0 或者 > 2.0 时应除外中枢病变。

③声反射衰减：连续声刺激 5 秒内耳声发射振幅下降 50% 以上，提示存在听觉疲劳，也就是存在蜗后病变的征象。

④声反射潜伏期：耳蜗病变时潜伏期缩短，而蜗后病变时潜伏期延长。

（6）耳声发射：耳声发射是近年来临床用于听敏度测试的另一种客观方法。耳声发射机制是耳蜗内可能存在的一种能增强基底膜振动的正反馈声能，也可能来自于螺旋器的振动，特别是外毛细胞的伸缩活动及耳蜗中向前波动的声能形成的。诱发耳声发射在健全人出现率达 100%，临床上多用于婴幼儿听力筛查及耳蜗聋与蜗后聋的鉴别诊断。经过近年的临床测试结果表明，外毛细胞的能动性是导致耳声发射出现的原因。只有当外毛细胞正常时，才可能引出诱发耳声反射。如耳蜗病变外毛细胞功能障碍，诱发耳声发射就可能引不出。蜗后病变未影响到耳蜗的外毛细胞，诱发耳声发射也可以引出。所以，能引起诱发耳声发射而引不出脑干诱发电位的患耳为蜗后病变，引不出诱发耳声发射的患耳，在排除传导性聋后，可认为是耳蜗外毛细胞功能障碍。但是耳声发射的异常，除了考虑外毛细胞的异常外，可能存在中耳的潜在病变。通常认为听阈 < 30dB 时 TE（TEOAE）不容易引出，中耳的功能状态对 TE 的影响比对纯音听力大，因为既影响声音的传入，也影响声音的传出。中耳积液主要影响 DP（DPOAE）的低中频区，高频影响不大。而且和积液的量以及黏稠度有关，当中耳积液量 < 1/2 时，DP 没有明显影响。骨膜穿孔较小时（1%），影响低频 DP，随着穿孔增大，逐渐向高频发展。

（7）电反应测听：客观测听的另一种方法为电反应测听法。我们已经知道，当耳受到声音刺激，听觉系统从末梢神经到中枢这一通道上会诱发出一系列电位变化，记录这些电位变化的方法叫作电反应测听法。听觉诱发的电位和身体其他电位比较起来，显得非常微弱，大小只有几个微伏，因此很难提取。直到出现电子计算机以后，才有可能将这些诱发电位从电波干扰的背景噪声中，通过"叠加"技术而提取出来并加以记录，从而使用于临床。电反应测听法记录听觉系统末梢的电位，叫作耳蜗电图；记录中枢部分的叫脑干电反应和皮质电反应测听。

耳蜗电图产生于耳蜗，包括耳蜗微音电位（CM）、动作电位（AP）及总和电位（SP），耳蜗病变，如梅尼埃病会出现异常波形，但是中耳病变也会影响耳蜗电图，会导致反应阈增高，但是波形正常。

脑干诱发电位是一个波形图，有 5 个波，Ⅰ波表示耳蜗神经近耳蜗端，Ⅱ波表示耳蜗神经近颅端，Ⅲ波表示蜗核，Ⅳ波表示上橄榄核，Ⅴ波表示外侧丘系。如果 V/Ⅰ振幅比 < 1/2 为蜗后病变征象之一，双耳Ⅰ～Ⅴ波间期差 > 0.4ms 也是蜗后病变征象。传导性聋患者 ABR 各波潜伏期延长，波间期不变，Ⅰ波常引不出。但是要注意 ABR 仅反映高频听力，不代表低频，而且仅反映外周听敏度和脑干通路的神经传导功能，不代表真实听力。它们可以被用于客观地测定耳聋患者的真实听力，如实地反映听觉传导通路的功能（包括毛细胞、听神经和听中枢的功能），特别适合于婴幼儿、伪聋及精神病患者。但是要注意脑干以上更高听觉中枢的病变。

中潜伏期电位及 40Hz 相关电位，以及更高皮层的慢反应则可以用于鉴别中枢性聋、功能性聋和伪聋。

总体来说，在临床应用中，各种听功能的检查没有绝对的结论，要多种检查综合分析，才能对患者的听力损失程度以及可能的病变部位做出相对准确的诊断。

30. 学习常见内耳和听神经的病理生理机制是了解内耳疾病的基础

（1）噪声对毛细胞的损伤：最典型的毛细胞机械性损伤就是噪声伤。临床上从量化角度分为噪声暴露伤、爆震伤和慢性噪声损伤。暴露伤压力波最大可达 1.5ms，爆震伤压力峰值低于 1.5ms，而内耳慢性噪声伤则是较弱的、持续较长时间的，有时是重复性的声刺激。初期引起暂时性阈移，已经反映出听觉器官的损伤。暂时性阈移与暴露时间、声压水平以及个体敏感程度直接相关。在数分钟至数小时内可恢复正常。临床与实验中出现的永久性阈移则是听觉器官出现不可逆的损伤。

内耳噪声伤的具体机制还有很多不明，其中的原因之一就是各项研究在用的实验条件各不相同。在控制实验条件的情况下，只有少数变化可以重复。可以发现在生理状态下垂直的纤毛在噪声损伤后变成网栅状倒伏或者与邻近的毛细胞发生融合。生化和生理上可见纤毛肌动蛋白的分子排列顺序发生改变，还可能出现在纤毛中连接邻近肌动蛋白的横向分子的损失。噪声导致内毛细胞最长纤毛的损失，引起纤毛膜静息电流下降，导致传送过程发生障碍。高强度的噪声可以直接机械性地损伤柯替器，引起细胞撕裂和分解。细胞的非特异性变性可引起 DNA 和 RNA 改变，影响蛋白合成、酶活性及代谢产物浓度发生改变。

在所有内耳性聋中人们对噪声性聋是了解的最清楚的。Feldmann 提出确定职业性噪声性聋的 6 条诊断标准：①感音性

聋；②重振；③双侧对称；④职业噪声暴露史；⑤除外前-后损
伤；⑥典型听力表现。其中，听力曲线必须典型，在噪声性聋的
初期主要表现为 4000Hz 局部的高频听力下降，随病程发展变成
陡降形或斜形。在相当长的时间里都能分辨出这种高频听力下
降。其他病因也可出现类似的听力学表现。典型的听力图尽管是
诊断噪声性聋的重要证据，但是不能单靠这一条证据。

人耳最敏感的频率在 1000 ～ 4000Hz。4000Hz 处听力下降
的原因是由于宽带噪声（工业环境噪声）是由众多纯音组成的，
4000Hz 处的下降是由 1000 ～ 4000Hz 的很多下降总和造成的。
由于单个下降的不均匀分布，总和下降的最大幅值移到 4000Hz
附近。

其他类型的听力障碍也可以出现典型的噪声性聋的听力图。
1980 年报道了出现与噪声性聋的听力曲线一样的一些其他病因：
先天性聋、心肌梗死、链霉素中毒、严重的颅脑外伤等。如果患
者在职业或生活中也有噪声暴露史的话，这些听力障碍很容易
与噪声性聋相互混淆。但是并不是每个有噪声暴露史，又有对
称性高频听力下降的都是噪声性聋。如果是斜形听力下降，在
4000Hz 处没有切迹，则可以除外噪声性聋。典型的爆震聋也是
在 4000Hz 或者常常在 6000Hz 处出现陡降，由于噪声强度过高
以及声强陡增。

（2）外毛细胞损伤时的听力下降和分辨力下降：在内毛细胞
功能正常情况下，单独外毛细胞损失应该引起驻波扩散的明显下

降。在声压较小的情况下，驻波不再会主动放大，因此只有当声音响度超过内毛细胞的生理听阈，即 50 ～ 70dB 时才能听到。临床上表现为听阈提高。因此对频率选择性很重要的驻波波峰不再得到放大。这一点可以解释听觉言语识别率的下降，并且 DP 振幅下降乃至消失。这也造成双耳听觉能力下降，即在噪声环境中，声音定位以及信号分辨障碍。

（3）内耳重振：外毛细胞损伤时还会出现其他机制障碍，如在生理条件的中等声压下驻波呈非线性放大，在较高声压时甚至出现主动的减弱。对于患者来说，低声听不到，相对较高的声音则感觉太大了。原因就是在病理情况下，外毛细胞的非线性放大功能丧失，对声音起到线性放大作用。正常情况下，较低声音外毛细胞就能产生较高的驻波。声压的继续增高只会引起驻波幅度不成正比的轻度增加。为了达到可以听到的振幅波动，必须提高声压的波动。而外毛细胞损伤的患者情况则相反，声压很低时，驻波幅度几乎为 0，因此出现听力下降。由于在高声压的情况下，驻波振幅与听力正常人相似，所以当响度增加时驻波变化的幅度从最小到最大变化比正常人大。同样，要想达到可以听到的振幅波峰，比正常人需要增加的声压小。在很高声压水平下，重振患者与听力正常人的响度敏感度又变得相似。因此重振可以作为耳蜗，特别是外毛细胞病变的指征。

（4）耳毒性药物：耳毒性药物有很多种，下面是常见的耳毒性药物：①氨基苷类抗生素（链霉素、卡那霉素、新霉素、庆大霉素等）、大环内酯类抗生素（红霉素等）。②抗癌药（长春新碱、2- 硝基咪唑、顺铂）。③水杨酸类解热镇痛药（阿司匹林等）、抗疟药（奎宁、氯奎等）。④袢利尿剂（呋塞米、依他尼酸）。⑤抗肝素化制剂（保兰勃林）。⑥铊化物制剂（沙利度胺）等。

氨基苷类抗生素如新霉素、卡那霉素、阿米卡星、庆大霉素或妥布霉素主要损伤耳蜗，开始损伤的部位主要是外毛细胞，耳蜗其他部位的损伤一般在其后发生。诱发性耳声发射消失也提示外毛细胞损伤。豚鼠实验研究发现，卡铂主要损伤外毛细胞，几乎不损伤血管纹。氨基苷类抗生素只有在内毛细胞损伤后，才会出现传入神经的变性。血管纹的损伤一般在外毛细胞以后发生。

除了肾脏损伤外，选择性内耳毒性作用机制过去认为是与血清浓度相比，外淋巴液中氨基苷类浓度较高，药物在外淋巴蓄积所致。除此之外，毫无疑问损伤与给药剂量相关的个体差异有关。家族遗传性药物性聋则与药物剂量没有太大关系，很小剂量也会出现内耳损伤。

细胞生物和生物生理研究发现，氨基苷类抗生素主要损伤外毛细胞。多正电子的氨基苷类抗生素与阴性的结构（如与外毛细胞外面的酸性磷酸酯）发生静电反应。也可能与离子通道发生暂时的连接。但是，暂时占据细胞外膜或传送通道不能解释临床上发生的不可逆的听力损失。一定有其他的病理生理过程。随后发生未知的，与能量相关的传送过程，应该进入胞质。在外毛细胞胞质则发现了氨基苷类抗生素的膜受体 PIP2，可能与之发生不可逆的连接。这种连接不仅阻滞这种脂类的代谢，而且还会造成整个细胞膜结构障碍。PIP2 是 IP3 的初产物。IP3 在外毛细胞内可以激活与肌动蛋白相关的、缓慢的运动过程。可能是这个过程出现障碍而导致临床上所见的听力障碍。氨基苷类抗生素的听力损伤可能与噪声性聋有相似之处，噪声直接攻击外毛细胞的肌动蛋白骨架，而氨基苷类抗生素则是间接影响其调节。

生化研究进一步证实，氨基苷类抗生素可以阻滞外毛细胞呼吸链的酶的活性，而且基底回比顶回更明显。相对于血管纹来说，柯替器的糖酵解可发生障碍。此外，核糖核酸代谢、蛋白合成以及柯替器 ATP 酶都会受到阻滞。也有报道耳毒性药物可以影响血管纹造成毛细胞传送障碍。

给猫动脉注射呋塞米后，对听神经单个纤维进行检查发现调谐曲线峰值可以出现最大 40dB 下降。这种效应见于 3.5 ～ 31kHz 频率，耳蜗微音电位没有改变。Evans 和 Klinke 的观点是呋塞米损伤的部位是生理上易损的"第二过滤"处，现在的观点是造成外毛细胞损伤。在动物实验中，呋塞米有时可损伤顶部链环的静纤维连接。奎宁可以造成上皮细胞膜的非特异改变，也可影响游离外毛细胞的长度变化，减弱呋塞米效应。

另外还有观点认为，利尿剂可能通过在实验条件下内毛细胞释放的传送介质发起攻击，造成 CAP 下降，而耳蜗微音电位能够引出。

（5）通过损伤血管纹造成毛细胞传送障碍：在听力正常耳血

管纹要将电能量通过内淋巴液，在相当大的距离传送给毛细胞。这种能量传送，特别是机械电传送使毛细胞不必消耗自身的能量。如果毛细胞传送所需要的内淋巴离子浓度，特别是高钙离子浓度和（或）内淋巴电位发生病理性改变，可以通过对感觉细胞的功能影响引起耳鸣和听力下降。内淋巴离子成分和电位的改变主要是血管纹病变造成的。

（6）老年性聋，耳毒性：Schuknecht 提出的老年性聋中专门有一种是血管纹型老年性聋。氨基苷类抗生素的耳毒性及卡铂的不良反应可能都是由于血管纹变性造成外毛细胞损伤。卡铂可以阻滞可能对水和离子转运很重要的血管纹腺苷环化酶。氨基苷类抗生素损伤血管纹，造成潜在的耳毒性作用证据，可以通过同时给予依他尼酸证明。也有观点认为，氨基糖苷类抗生素可能损伤内耳的通透性，有助于依他尼酸进入内耳。

31. 一些常见药物和疾病对内耳疾病的影响不容忽视

（1）利尿剂对血管纹的作用：利尿剂对血管纹的作用可能与对肾脏的作用机制一样（酶阻滞剂），影响离子交换（如腺苷环化酶和 ATP 酶），从而影响内淋巴的生成。

（2）肾病：肾功能不全和慢性尿毒症患者发生感音性聋的主要原因是尿毒血症。豚鼠肾脏切除后可以观察到血管纹 ATP 酶障碍。Wigand 等的观点是尿毒症（如甲胍基）患者的血液中有离子传送阻滞剂可以抑制血管纹钙泵功能。Ⅰ型肾小管酸中毒患者伴有碳酸酐酶缺损，有时也会出现耳聋。LEHNHARDT认为这种患者血管纹也有碳酸酐酶缺损，可能引起内淋巴腔萎缩，因为动物实验中使用碳酸酐酶阻滞剂（Diamox）可以阻滞内淋巴产生。

肾脏病变导致尿液不能将某些代谢产物排除而蓄积，这些代谢物质会影响内耳功能吗？如果严格定义的话很难得出确定答案。过去较陈旧的文献报道，肾脏疾病患者33%～50%伴有听力障碍，甚至有些达到87.3%。这些数字主要来自慢性尿毒症、规律血液透析及肾移植患者。Bazzi等（1995年）观察了透析对听力影响的长期结果，发现77%的患者有明显听力下降，既不是在最开始的5年，也不是在5～10年，而是在10年后明显下降，没有好转的描述。Oda M等（1974年）报道290例肾移植患者只有18%有听力下降。也可能是之前使用氨基糖苷类抗生素和利尿剂的蓄积作用。但是肾移植比规律的血液透析听力改善更好，听力下降和听力改善的幅度都不大，中频听力损失平均15～20dB，高频听力损失20～30dB。

Yassin发现低钠血症可引起听力下降，血钠水平恢复正常后，听力可提高。但是这种相互关联性似乎不太可能。

Antonelli等对58例尿毒症患者伴有中度"年龄相关性"听力下降进行分析发现肾病患者平均听力损失15dB。其中8000Hz损伤＜20dB，4000Hz损伤为15dB，2000Hz和1000Hz损伤

10dB。2007 年一项研究显示 33 例慢性肾功能衰竭患者与 28 例正常对照，有 67% 的肾病患者伴有听力下降，但是听阈平均阈移只有 12dB。

（3）自身免疫性疾病：总的来说自身免疫性内耳病引起的听力下降被认为是在内耳产生的直接免疫变化，免疫部位可能是在内淋巴液、内淋巴囊、血管纹等处。听力下降常相对快速开始，并进行性加重；多为双侧，也可单侧先发生，若干年后对侧也出现症状。听力学表现多为全频听力下降，高频更重。常被诊断为内淋巴积水。McCabe 首次介绍了自身免疫性内耳病。Stephens 等近年来详细介绍了与耳鼻喉科相关的免疫性疾病。自身免疫性内耳病变主要有：自身免疫性内耳病、Vogt-Koyanagi-Harada（VKH）综合征、系统性免疫性疾病伴多发性结节性动脉炎、Wegener 肉芽肿、Cogan 综合征、Behçet 综合征、系统性红斑狼疮、颞骨巨细胞动脉炎、全软骨炎、风湿性关节炎、溃疡性结肠炎和克罗恩病、Muckle-Wells 综合征等。这种类型的听力下降患者，多为 18 ～ 26 岁年轻女性。及时给予激素治疗可以阻止其进一步发展。也可考虑鼓室给药。

Harris 近年来报道了很多内耳免疫性疾病。他对其团队报道的 47 例患者进行了分型：1 型：器官特异性（耳），双耳快速进行性听力下降。2 型：双耳快速进行性听力下降，伴有系统性自身免疫性疾病。3 型：免疫引起的梅尼埃病。4 型：双耳快速进行性听力下降，伴有炎性疾病。5 型：免疫性内耳病，伴其他部位器官参与。6型：没有免疫参与的快速发展的进行性听力下降（副肿瘤性综合征）。

在Harris的报告中，1型共21例最为常见，2型11例，3型9例。69%的患者口服皮质类固醇激素有效，30例患者另外给予鼓室激素治疗，15例患者症状改善。个别患者采用单抗抗体治疗，眩晕、耳鸣、耳闷胀感改善，但是听力没有改善。54%的患者热休克蛋白阳性。

VKH综合征及Alport综合征可能与自身免疫有关。VKH综合征患者发现体内有抗黑色素抗体存在，这种抗体可能攻击血管纹暗细胞引起耳聋。与Alport综合征有关的、进行性的双侧听力下降可能有家族性的间质性肾炎，其发病机制可能是遗传基因变异决定肾脏组织凋亡产生自身抗体，与内耳基底膜发生交叉反应。

（4）G-蛋白缺损：假性甲状旁腺炎有部分患者是调节G-蛋白的遗传基因缺陷引起的，G-蛋白的作用是调节肾脏和骨细胞膜甲状旁腺受体和腺苷环化酶之间的信号链。有些G-蛋白缺陷家族另外出现内耳听力障碍，LEHNHARDT认为G-蛋白是耳蜗功能障碍的原因。豚鼠已发现G-蛋白对内耳膜分流有功能作用。不能除外遗传性G-蛋白缺陷在内耳引起可能与G-蛋白和cAMP调控的内淋巴电位障碍与甲状旁腺无关。

（5）耳蜗血供障碍：供应内耳的迷路动脉不属于脑循环的中枢调节类型，而是属于外周调节。因此蜗轴小动脉肌肉对血流量有明显的调节作用。远侧血管终末端的血流主要受血液黏稠度、红细胞的变形性、局部生化调控、血管内皮细胞和外皮细胞的影响。实验中阻断蜗轴血管，可以引起外毛细胞缺失，但血管纹和螺旋凸可保留。如果血供完全中止，血管纹会发生变性，毛细胞不会缺失。切断迷路动脉会造成除内淋巴管和内淋巴囊外其他内耳部分变性。

动脉粥样硬化引起慢性听力障碍的证据不足，但是部分听力障碍患者 LDL-HDL 比值异常可以认为有动脉粥样硬化的危险。尽管发现糖尿病患者血管壁增厚，但是临床大量研究未发现糖尿病性物质交换与听力有明显关联。

（6）毛细胞对缺血的耐受性：在毛细胞缺血的情况下，糖酵解显然对毛细胞能量物质交换有重要意义。与生理条件下给声情况不同的是外、内淋巴液中都能检测到明显的乳酸盐分泌，提示有厌氧性糖酵解。量化生化检查显示，柯替器糖原主要储存在外毛细胞，每公斤干重可高达 600mmol（血管纹为 50 ～ 90mmol/kg 干重），有明显的部位差异。

柯替器内富含能量的磷酸盐的分解速度明显比血管纹慢，外毛细胞对糖酵解的容量较大，但转换量低，说明柯替器对缺氧有一定的耐受性。这种耐受性首先表现在外毛细胞在缺氧的状态下有可能仍有部分能够残存下来，而毛细胞的功能则由于在缺氧的状态下细胞自身以及血管纹发生能量代谢障碍而出现听力下降。因此，可以理解在内耳不完全性供血障碍时，外毛细胞对缺氧的耐受性可以出现听力改善。如果外毛细胞所有的磷酸盐全部耗竭，则常常出现听力部分或完全丧失，外形变成圆柱状，细胞部分或完全变成圆形，失去运动能力。

（7）供血不足不能完全解释缓慢发生的内耳感音性聋。临床上内耳供血障碍引起听力下降更多的只是推测，只有少部分患者有明确证据。有报道血管栓塞、血栓形成或者颅内假性血管瘤造成椎基动脉供血不足可以引起突发性聋。大量的特发性突聋病因不明，供血不足不能完全解释缓慢发生的内耳感音性聋。

（8）突发性聋：现在主要的观点认为突发性聋的主要病因是病毒感染或血管因素。约有 1/3 突发性聋患者的病因是病毒性血管病变，会发生外周血管水肿和内皮增生，可能与流感病毒、风疹病毒、麻疹病毒、腺病毒、埃 - 巴氏病毒及肺炎支原体有关。尽管进行了大量研究，但是没有发现血清中病毒抗体有明显增高。儿童反复发生的突发性聋可能与病毒感染有关。分子遗传学研究今后可能对此有更好的解释。

血管病因引起突发性聋的病理解剖及动物实验证据几乎没有。其原因常是由于发病突然，预后相对较好，使用改善微循环药物常有较好疗效，临床上能够发现一些全身循环障碍的线索得出的推断。而每个患者血供障碍的具体情况只能是推测。部分患者血液或血液黏稠度增高可能与突发性聋有关，它可引起特别是血管纹毛细血管微循环障碍。在冠状动脉搭桥手术中，个别患者可以发现有血管栓塞，推测部分突发性聋可能与此有关。Caisson

病和潜水可以出现脑血管气体栓塞，也可发生突发性聋。

随着细胞生物学和分子遗传学的不断发展，可以提供其他的突发性聋病理生理机制，如离子通道障碍、能动性障碍、Ca^{2+}交换障碍、柯替器神经传送递质受体障碍等都是可能的病因。

（9）耳蜗机械性振动障碍：圆窗、卵圆窗及骨性蜗壁有一定的与部位相关的被动显微机械特性，为形成主动性驻波提供保证。如果骨性蜗壁的这种被动显微机械特性发生改变，其生理变形性以及驻波都会因此受到影响。所以老年人伴有高频听力下降被认为是基底膜和螺旋韧带僵硬引起的耳蜗传导性老年性聋。爆震声压峰值可达250dB SPL，除了其他后果外，可以引起内耳显微机械损伤，顺着基底膜从高频到低频逐渐减轻。中耳病变（如积液、血鼓室、耳硬化症）可以通过减弱卵圆窗或圆窗的振动影响内耳驻波形成。另外一个引起内耳振动障碍的重要原因就是膜迷路积水。

（10）内淋巴积水：引起耳蜗液体动力学障碍的另外一个病因是内淋巴积水。除了前庭膜外，网状板，在特别严重的情况下还有基底膜都会发生向鼓阶的移位。后果是耳蜗分隔壁的被动移位，此外盖膜和静纤毛束会发生相对错位，甚至完全分离，感觉纤毛的工作点因此而发生改变。不能除外由此可影响外毛细胞的主动放大机制，结果造成主要是低频的感音性聋。Tonndorf解释主要涉及低频区的原因与不同区域基底膜的硬度不同有关，急性积水发作时，内外淋巴压力差主要集中在蜗顶，因此低频听力下降较明显。这也能解释临床上低频听力波动较明显。慢性内淋巴积水则主要是质量负荷增加对蜗壁的影响，耳聋可以在全频出现。

内淋巴积水可能不是某种特定的疾病表现，它是除了少数遗传性聋外，大多数低频性感音性聋的原因。组织学上在隐匿性中耳炎发生后的梅毒性迷路炎以及"迟发性积水综合征"可能是由于内耳静脉回流障碍引起的。

内淋巴积水主要原因是内淋巴吸收障碍，但是也不能除外病理性生成过多。Morgenstern 认为内淋巴囊对内淋巴吸收障碍使内淋巴腔离子浓度和电渗透压升高，这样使水被动地进入内淋巴腔内产生积水，临床上给予甘油可以改善听力。

（11）梅尼埃病：梅尼埃病基本的形态学变化是内淋巴腔体积扩大。Morgenstern 认为内淋巴积水还不能解释梅尼埃病的急性发作，而且内淋巴积水不等于有梅尼埃病。动物实验中，封闭内淋巴囊后可以出现内淋巴积水，但是没有急性发作，至今还没有在梅尼埃病患者急性发作时找到颞骨解剖证据。

那么梅尼埃病急性发作的原因是什么呢？

梅尼埃病急性发作的可能原因是内淋巴液中的钙离子通过封闭带的破裂或者通透性改变进入外淋巴液。内耳外伤也可出现类似情况，造成耳蜗、迷路感觉和神经结构钙中毒。在动物实验中，高浓度钙离子灌注外淋巴腔可以诱发眼震。膜片钳研究发现，外淋巴液中钙离子浓度升高可引起毛细胞去极化。钙离子可使毛细胞出现持续性病理性去极化，使感觉性机械电传送障碍，引起耳鸣和听力下降。前庭细胞也可发生去极化。毛细胞长时间的去极化可以引起神经介质非正常释放，使听神经静息状态下自发活性出现异常也可导致耳鸣。由此推测，听觉和前庭神经由于类似的原因，毛细胞去极化导致神经麻痹，可以出现其他的耳蜗前庭发作症状。也可出现耳蜗主动性显微机制障碍。长时间的去极化可以使游离培养的受体细胞发生收缩。豚鼠活体外淋巴灌注钙离子后可以观察到在完整的柯替器内，外毛细胞发生选择性的持续收缩。持续或重复灌注钾离子可以导致毛细胞死亡，感觉细胞数目减少。在损伤部位不再出现新的感觉细胞。

梅尼埃病急性发作的原因还可能是高钙离子导致毛细胞病理性去极化，在短时间内阻滞听觉和前庭神经通路机械电传送而出现发作性听力下降和眩晕。这种机制也可解释患者伴有的耳鸣。外毛细胞去极化可以阻碍耳蜗放大调控机制。毛细胞长期病理性收缩可导致内耳功能部分异常。静纤毛位置异常也可引起受体电流改变，进一步减弱耳蜗放大功能。静纤毛失去与盖膜的连接，可以通过布朗分子运动引起纤毛束运动，引发耳鸣。多次重复给予钾离子可以引起前庭和听觉毛细胞的损失继续加重，可以解释在多次眩晕发作后听力的不断下降。

（12）外淋巴瘘：外伤或非外伤造成圆窗或卵圆窗破裂引起的内耳损伤非常罕见，结果造成外淋巴液进入中耳。实验研究以及患者的电生理检查发现，外淋巴液缺失是造成听力下降的主要原因。前庭阶或鼓阶外淋巴液缺失造成耳蜗内外淋巴分隔壁明显移位，使外毛细胞静纤毛发生偏离，出现病理性传送。

个别情况下，内外淋巴分隔壁出现不可逆转的移位，乃至出现分隔壁破裂，造成内外淋巴液混合，结果出现毛细胞钾离子中毒。短暂的中毒，毛细胞可以存活下来，只发生暂时的功能障碍。长时间的中毒，毛细胞损伤的范围扩大，可能造成不可逆的损伤。

另外还有空气从中耳进入鼓阶的危险，可以造成液体动力学的突然崩溃。如果中耳腔有积液，中耳积液也可进入内耳。

外伤、潜水、飞行员以及其他中耳突然发生负压时都可造成圆窗膜破裂。LEHNHARDT 认为，可能的外伤性及自发性非外伤性窗膜破裂可以引起内耳压力突然增加。他认为其原因有内耳血管供血过多、颅内压突然增加，通过蜗小管传递至外淋巴腔的原因。已有报道，颅外伤可以引起卵圆窗破裂。Mondini 畸形、外淋巴管过于宽大也可造成镫骨环韧带破裂。

（13）遗传性耳聋：每 1000 个新生儿中至少有 1 个有明显的感音性聋。儿童感音性聋中约有 50% 是遗传性的耳聋。大部分是常染色体隐性，少数是常染色体显性。感音性聋是 X- 染色体显性或隐性遗传很罕见。很多不同的基因（至少有 1 ~ 200 个基因）参与了儿童综合征性以及非综合征性耳聋。少数患儿在出生 1 岁以内仅有轻度耳聋，然后缓慢地进行性加重，在年龄较大以后才出现临床症状。

少数患者的 DNA 连锁检查发现了确定的基因缺陷部位，对包括 X- 染色体的 Alport 综合征、norrie-Warburg 综合征及 X- 染色体性混合型进行性耳聋有了进一步了解。形态学上单一症状的遗传性聋的隐性类型有膜发育不全（Scheibe 畸形）和骨发育不全（Mondini 畸形）。迷路上皮部分不规则（Alexander 畸形）应该是一种显性遗传。耳蜗完全未发育（Michel 畸形）发生在患儿母亲的第四孕周，而 Mondini 畸形则是在第七孕周末形成的。

32. 听神经的病变可以导致传入神经纤维潜伏期延长

听神经的病变可以导致传入神经纤维潜伏期延长。如听神经瘤是发生在脑干与内耳之间为听神经的施万细胞性神经鞘膜瘤。病理性感音神经性聋总是伴有听性脑干诱发电位延长。很罕见的双侧听神经瘤是一种遗传病，DNA 连锁分析定位于第 22 染色体。说明这种听神经瘤病与涉及第 17 染色体的 Recklinhausen 病无关。以下是比较典型的疾病引发内耳病变的例子：

（1）血管、代谢性疾病、肿瘤引起的慢性内耳病变：循环障碍、代谢性疾病当然不会直接造成感音神经性聋。但是某些基础性疾病当然无疑会加重感音神经性聋的进展，与个体差异、遗传因素，有时跟之前的就有的损伤及始终存在的致病因素有关。随着对解剖、内耳生理的了解越来越深入，我们已经逐渐放弃数十年来总是用血供障碍来进行解释听觉通路上的各种结构之间的介质作用，这些过于复杂，远远不能简单地用一种物质的缺乏作为机制来解释。由此，如一过性血管痉挛可以以压力反应的结果出现。内耳血管持续存在的血栓或者狭窄必然引起全聋，绝不会是仅有高频听力下降或者只有耳鸣。除了免疫反应、炎症反应，缺氧、毒性反应均可影响内耳血供，进而影响内耳功能。

值得注意的是，近30年来很少有这方面的文献报道。1990年以前的文献主要是证实彼此之间的关联性，现在的文章大多是治疗结果或者药物的不良反应、免疫抑制（如在器官移植时）或者激素替代疗法的应用。

除了遗传综合征，如 Alport 综合征伴有肾功能障碍或者 Pendred 综合征伴有甲状腺发育异常外，单独的一个器官功能障碍也可伴有或者引起听力下降。这也包括唾液腺、代谢性疾病及血管性疾病。恶性肿瘤由于化疗药物也可出现耳毒性损伤。有些医生总是会问，是否这些基础疾病真的可以引起耳聋，机制是什么？概率有多大？这些问题必须考虑可能使用的耳毒性药物以及病因。

（2）肝功能障碍引起听力障碍：肝功能障碍引起听力障碍的机制主要有：①缺乏维生素 A；②肝移植后，少部分肝移植患者会出现听力下降。2005 年对 521 例肝移植患者询问调查，发现有 141 例（27%）出现听力下降。病因多是使用免疫抑制剂引起的，听力下降的程度与剂量有关。

（3）甲状腺功能障碍伴发内耳功能障碍：大部分伴有内耳功

能障碍的甲状腺疾病都与遗传有关。只有少部分后天性甲状腺疾病也能引起内耳病变。2013 年一份综述显示，全世界有 2.4 亿儿童有缺碘或者甲状腺功能低下，特别是在妊娠的前 2/3 阶段缺碘可以出现不同程度的听力下降。2013 年法国的一项居民调查发现有 1202 例先天性甲状腺功能低下患者，其听力下降的危险比正常居民高 3 倍。大部分患儿在 7 岁诊断有听力下降，90% 双侧发病，96% 为轻度听力下降，而 76% 主要是高频听力下降。

参考文献

1. Schacht J，Popper AN，Fay RR. Auditory trauma，protection，and repair. Boston:Springer，2008.

2. Verbeek JH，Kateman E，Morata TC，et al.Interventions to prevent occupational noise induced hearing loss.Cochrane Database Syst Rev，2009，(3)：CD006396.

3. LEHNHARDT E.On the detection of acoustic trauma.Dtsch Gesundheitsw，1960，15：1622-1625.

4. Brusis T，Mehrtens G.The damage "before" and the damage "afterwards" in industrial-noise deafness (author's transl) .Laryngol Rhinol Otol (Stuttg)，1981，60 (4)：168-177.

5. Schrott A，Stephan K，Spoendlin H.Hearing with selective inner hair cell loss. Hear Res，1989，40 (3)：213-219.

6. Schacht J，Hawkins JE.Sketches of otohistory. Part 11：Ototoxicity：drug-induced hearing loss.Audiol Neurootol，2006，11 (1)：1-6.

7. Faltýnek L.Experience in the adenosine triphosphate treatment of impaired hearing in acute perception disorders.Bratisl Lek Listy，1965，45（5）：292-297.

8. Ye R，Liu J，Jia Z，et al.Adenosine Triphosphate（ATP）Inhibits Voltage-Sensitive Potassium Currents in Isolated Hensen's Cells and Nifedipine Protects Against Noise-Induced Hearing Loss in Guinea Pigs.Med Sci Monit，2016，22：2006-2012.

9. Chen FQ，Zheng HW，Hill K，et al.Traumatic noise activates Rho-family GTPases through transient cellular energy depletion.J Neurosci，2012，32（36）：12421-12430.

10. Nin F，Hibino H，Doi K，et al.The endocochlear potential depends on two K+ diffusion potentials and an electrical barrier in the stria vascularis of the inner ear.Proc Natl Acad Sci U S A，2008，105（5）：1751-1756.

11. Pauler M，Schuknecht HF，White JA.Atrophy of the stria vascularis as a cause of sensorineural hearing loss.Laryngoscope，1988，98（7）：754-759.

12. Wu WJ，Sha SH，Schacht J.Recent advances in understanding aminoglycoside ototoxicity and its prevention.Audiol Neurootol，2002，7（3）：171-174.

13. Lasisi AO，Salako BL，Kodiya MA，et al.Hearing threshold in patients with chronic renal failure.Saudi Med J，2007，28（5）：744-746.

14. Matsuoka AJ，Harris JP.Autoimmune inner ear disease: a retrospective review of forty-seven patients.Audiol Neurootol，2013，18（4）：228-239.

15. Lamm K，Lamm H，Lamm C，et al.Microperforation and removal of the round window membrane. Short- and long-term study in animal experiments using electrocochleography and evoked response audiometry.HNO，1988，36（3）：106-110.

中国医学临床百家

16. Rifai K，Bahr MJ，Cantz T，et al.Severe hearing loss after liver transplantation.Transplant Proc，2005，37（4）：1918-1919.

17. Ng L，Kelley MW，Forrest D.Making sense with thyroid hormone--the role of T（3）in auditory development.Nat Rev Endocrinol，2013，9（5）：296-307.

18.Gerhard Hesse.Innenohrschwerhörigkeit.Thieme，2015.

19. 黄选兆，汪吉宝.实用耳鼻咽喉科学.北京：人民卫生出版社，2005.

20. 谢鼎华，杨伟炎.耳聋的基础与临床.长沙：湖南科学技术出版社，2004.

21. 张连山.高级医师案头丛书：耳鼻咽喉科学分册.北京：中国协和医科大学出版社，2007.

22. 汪照炎，吴皓，杨军.上半规管裂综合征.临床耳鼻咽喉科杂志，2005，19（16）：766-768.

23. 杜强，王正敏.上半规管裂.国外医学：耳鼻喉科分册，2005，29（4）：198-200.

24. 吴子明，张素珍，杨伟炎，等.内耳病变导致的传导性耳聋.中华耳科学杂志，2005，3（3）：222-223.

25. 罗鸿，冯天成.分泌性中耳炎骨导听阈改变的临床观察.中华耳鼻咽喉科杂志，2001，36（4）：295-297.

突发性聋诊断和治疗指南（2015）解读

33. 突发性聋的发病率远高于梅尼埃病

我国突发性聋发病率近年有上升趋势，但目前尚缺乏大样本流行病学数据。美国突发性聋发病率为 5～20 人 /10 万，每年新发 4000～25 000 例。日本突发性聋发病率为 3.9 人 /10 万（1972 年）、14.2 人 /10 万（1987 年）、19.4 人 /10 万（1993 年）、27.5 人 /10 万（2001 年），呈逐年上升趋势。2004 年德国突发性聋指南报告中发病率为 20 人 /10 万，2011 年新指南中增加到每年 160～400 人 /10 万。

德国突发性聋患者高发年龄为 50 岁，男女比例基本一致，儿童罕见。我国突发性聋多中心研究显示，发病年龄中位数为 41 岁，男女比例无明显差异，左侧略多于右侧。双侧突发性聋发病率较低，占全部患者的 1.7%～4.9%，我国多中心研究中双侧发病比例为 2.3%。

【解读】从临床接诊患者情况来看，突发性聋的发病率应远高于梅尼埃病。目前，日本梅尼埃病的发病率为 350 人 /10 万，因此，我国突发性聋的发病率应不低于此数值。而且，越是大城市，生活节奏快的地方，突发性聋的发生率越高。

34. 内耳出血引起的突发性聋还没有确切的证据

突发性聋的病因和病理生理机制尚未完全阐明，局部内耳因素和全身因素均可能引起突发性聋，常见的病因包括：血管性疾病、病毒性疾病、自身免疫性疾病、传染性疾病、肿瘤等。只有10% ～ 15% 的突发性聋患者在发病期间能够明确病因，另有约1/3 患者的病因是通过长期随访评估确认的。一般认为，精神紧张、压力大、情绪波动、生活不规律、睡眠障碍等可能是突发性聋的主要诱因。

突发性聋目前较公认的可能发病机制包括：内耳血管痉挛、血管纹功能障碍、血管栓塞或血栓形成、膜迷路积水以及毛细胞损伤等。不同类型的听力曲线可能提示不同的发病机制，在治疗和预后上均有较大差异：低频下降型多为膜迷路积水；高频下降型多为毛细胞损伤；平坦下降型多为血管纹功能障碍或内耳血管痉挛；全聋型多为内耳血管栓塞、血栓形成。因此建议根据听力曲线进行分型，并采取相应治疗措施。

【解读】虽然有个别文献报告，有疑似内耳出血引起的突发性聋的病例，但是没有确定证据。只是 MRI 检查可见内耳高密度影，很多其他原因，如局限性迷路炎，也可以有类似影像表现。

35. 突发性聋伴发的眩晕和耳周围感觉异常，以及治疗过程中的听力下降和耳鸣加重应认真辨别，区别对待

（1）突然发生的听力下降。

（2）耳鸣（约90%）。

（3）耳闷胀感（约50%）。

（4）眩晕或头晕（约30%）。

（5）听觉过敏或重听。

（6）耳周围感觉异常（全聋患者常见）。

（7）部分患者会出现精神心理症状，如焦虑、睡眠障碍等，影响生活质量。

对于耳内科医生而言，以下四点很重要：

【解读1】部分突发性聋患者在治疗过程中，听力仍然继续下降，这种"缓降型"突发性聋，可能是内耳静脉回流障碍所致，合理治疗后效果往往较好。而一起病就全聋者，多为内耳动脉栓塞或血栓形成所致，往往疗效不佳。

【解读2】在治疗过程中，特别是极重度聋的患者，可能出现耳鸣加重和畏声症状，这种症状往往是外毛细胞功能重新恢复的表现，之后听力多会改善。

【解读3】突发性聋伴有的眩晕，有多种形式，可为持续时间较长的眩晕，头位改变诱发的短暂眩晕和头晕等。持续时间较长的眩晕预后欠佳。耳石症多在突发性聋发生后1天至数天出现。因为内耳供血障碍引起耳石脱落，从椭圆囊进入半规管需要一定时间。头晕则多提示脑供血欠佳。

【解读4】全聋患者常有耳周围感觉异常，患者常主诉"死耳朵"，没有感觉。治疗过程中，耳周围感觉出现多在听力改善之前。

36. 突发性聋诊治中常用的检查和诊断依据必须掌握

（1）必须进行的检查

1）耳部检查：注意耳周围皮肤有无疱疹、红肿、外耳道有无耵聍、疖肿、疱疹等。

2）音叉检查：包括 Rinne 试验、Weber 试验以及 Schwabach 试验。

3）纯音测听：包括 250Hz、500Hz、1000Hz、2000Hz、3000Hz、4000Hz 及 8000Hz 的骨导和气导听阈。

4）声导抗检查：包括鼓室图和同侧及对侧镫骨肌声反射。

5）伴有眩晕时，应进行自发性眼震检查，并根据病史选择性地进行床旁 Dix-hallpike 试验和（或）Roll 试验。

【解读1】美国中耳炎诊疗指南和梅尼埃病诊疗指南中，

均纳入 3000Hz 听力检查，理由是，人的言语识别频率为 500 ～ 3000Hz。所以，为了与国际接轨，便于今后 SCI 文的发表，建议有条件的医院增加 3000Hz 的听力检查。

【解读 2】音叉检查很重要。突发性聋患者往往很紧张，对于听力恢复的进展非常关注。每次测听检查，就像是一次大考，如果恢复不好，影响患者情绪，也影响进一步的康复。因此，特别是住院患者，医生查房时可以先用音叉检查听力。钢制音叉的最大响度在 75 ～ 78dB，等患者听不到音叉的声音后，医生自己听一下，如果使用习惯了，大致上就能判断出该频率的听阈水平。如果听力没有明显改善，可以暂缓听力检查。

【解读 3】耳镜检查非常重要，必要时还可以在显微镜下观察。主要看鼓膜情况，除外可能的隐匿性中耳乳突炎。我的老师 Helms 教授告诉我，显微镜下获得的信息远远多于声导抗检查。

（2）可能需要进一步完善的检查（应根据具体情况选择）

1）其他听力学检查：如诱发耳声发射、听觉脑干反应（ABR）*、耳蜗电图*、言语测听*（包括言语识别阈和言语识别率）等。

2）影像学检查：包含内听道的颅脑或内耳 MRI*，应注意除外听神经瘤等桥小脑角占位性病变；根据病情需要可酌情选择颞骨 CT 检查。

3）实验室检查：血常规、血生化（血糖、血脂、同型半胱氨酸等）；凝血功能（纤维蛋白原等）、C 反应蛋白等。

4）病原学检查：支原体、梅毒、疱疹病毒、水痘病毒、

HIV 等。

5）对伴有眩晕需要进一步明确诊断和治疗的患者，应根据其具体情况选择进行前庭和平衡功能检查。

注：对于有设备噪声或较强声刺激的检查（如 MRI、ABR 等），除因怀疑脑卒中等紧急情况而必须立即检查外，一般不推荐在突发性聋发病 1 周内安排检查。

【解读】在突发性聋发病的第一周和患者在治疗过程中出现重振（畏声现象）时，不要做带有噪声的检查，即上述检查中带有上标星号的项目。因检查过程中可能造成不适感，或进一步听力损伤。

言语识别率日益受到重视，但因费时，所以临床上很难广泛应用。

37. 突发性聋鉴别中重点是除外恶性病变

突发性聋首先需要排除脑卒中、鼻咽癌、听神经瘤等严重疾病，其次需除外常见的局部或全身疾病，如梅尼埃病、各种类型的中耳炎、病毒感染如流行性腮腺炎、耳带状疱疹（亨特综合征）等。

【解读】部分脑血管意外，血液病（如白血病）也可出现突然听力下降，需要认真鉴别。

双侧突发性聋需考虑全身因素，如患者是否患有免疫性疾病（自身免疫性内耳病、Cogan 综合征等）、内分泌疾病（甲状腺功能低下等)、神经系统疾病(颅内占位性病变、弥散性脑炎、多发性硬化等)、感染性疾病(脑膜炎等)、血液系统疾病(红细胞增多症、白血病、脱水症、镰状细胞贫血等)、遗传性疾病(大前庭水管综合征、Usher 综合征、Pendred 综合征等)、外伤、药物中毒、噪声性聋等。

【解读】最需要的鉴别诊断是除外恶性病变,如急性脑血管病、听神经瘤等。

38. 突发性聋的治疗指南与方案解读

中国突发性聋多中心临床研究数据显示:根据听力曲线分型对突发性聋的治疗和预后具有重要意义,改善内耳微循环药物和糖皮质激素对各型突发性聋均有效,合理的联合用药比单一用药效果要好,低频下降型疗效最好,平坦下降型次之,而高频下降型和全聋型的治疗效果不佳。根据上述研究结果,指南推荐下列治疗措施。

(1)基本治疗建议

1)突发性聋急性发作期(3 周以内)多为内耳血管病变,建议采用糖皮质激素 + 血液流变学治疗(包括血液稀释、改善血液流动度以及降低黏稠度 / 纤维蛋白原,具体药物有银杏叶提取物、巴曲酶等)。

2)糖皮质激素的使用:口服给药:泼尼松,每天 1mg/kg(最大剂量建议为 60mg),晨起顿服;连用 3 天,如有效,可再用 2

天后停药，不必逐渐减量，如无效可以直接停药。激素也可静脉注射给药，按照泼尼松剂量类比推算，甲强龙 48 mg 或地塞米松 10mg，疗程同口服激素。

激素治疗首先建议全身给药，局部给药可作为补救性治疗，包括鼓室内注射或耳后注射。鼓室内注射可以使用地塞米松 5 mg 或甲强龙 20mg，隔日 1 次，连用 4 ～ 5 次。耳后注射可以使用甲强龙 20 ～ 40mg，或者地塞米松 5 ～ 10mg，隔日 1 次，连用 4 ～ 5 次。如果患者复诊困难，可以使用复方倍他米松 2mg（1ml），耳后注射 1 次即可。

对于有高血压、糖尿病等病史的患者，在征得患者同意、密切监控血压、血糖变化的情况下，可以考虑全身酌情使用糖皮质激素或者局部给药。

【解读 1】为什么需要全身用药？局部用药是否能够替代全身给药？答案是不能，因为全身给药与局部给药的药物作用途径不一样。全身给药，口服经胃肠吸收进入血液循环，或者直接静脉输液进入血液循环。因为突发性聋的发病机制目前主要认为是内耳循环障碍。进入血液循环的激素可直接减轻血管内皮水肿。鼓室给药，药物只能进入外淋巴液，不能进入血液循环。耳后给药，也只有约 1/3 的药物进入血液循环。耳后给药的另外 2 个可能的途径是：①类似于鼓室给药，通过乳突骨缝，进入乳突、中耳腔，然后进入外淋巴液。②通过耳后静脉吸收进入乙状窦，再进入内淋巴囊，进入内淋巴液。这也许能解释，为什么耳后给药，药物在外淋巴液的浓度不如鼓室给药高，但是临床疗效基本一致，是因为耳后给药，部分药物可以进入内淋巴液。

【解读2】为什么采用德国方案而不是美国的激素使用方案？因为突发性聋是一种急性血管病变，不需要长时间使用激素，故采用德国激素治疗方案。美国的激素使用方案更适合神经损伤类型的疾病，如贝尔氏面瘫。特别是在中国目前的情况下，尽量减少激素的使用剂量为好。

【解读3】耳后给药使用甲强龙时，可以混合 1ml 2% 利多卡因以减轻疼痛感。

【解读4】对于伴有高血压、糖尿病、尿毒症、癌症等情况，还有妊娠妇女发生突发性聋，该如何治疗？首先，医疗的最主要的目的是保证生命安全。突发性聋只是影响功能，所以，当面临多重问题时，首先处理可能危及生命的主要问题；其次，很多情况下需要跟患者商量诊断，商量治疗。医生只有解释权，建议权，没有决定权（除非在抢救时）。患者自己有决定权。孕妇发生突发性聋，在目前的医疗环境下应尽量减少检查及治疗。

【解读5】虽然病毒感染也是突发性聋的发病机制之一，但是采用抗病毒治疗并未取得满意疗效。原因可能是，虽然知道是病毒感染，但是很难知道是什么病毒感染。即使费了很多时间和费用知道是什么病毒感染，也几乎没有有针对性的抗体治疗。腮腺炎病毒感染导致的突然听力下降，往往程度很重，很难恢复。如果确定是腮腺炎病毒感染，则不能再将之归为突发性聋，因为病因已知。

【解读6】儿童突发性聋与成人有很大不同。成人多为各种因素造成的内耳微循环障碍。而儿童则以病毒感染更为常见。两者的治疗也应有所不同。儿童突发性聋应以巴曲酶＋短时间激素治疗＋营养神经为主。因为儿童不大可能出现内耳缺血情况。

【解读7】突发性聋治疗药物选择的一个重要考虑是尽量选择不良反应小的药物。有些过去用于突发性聋治疗的药物由于不良反应的问题，逐渐减少。如低分子右旋糖酐可能引起过敏；脱水药物可能引起不可逆的内耳损伤；全国多中心研究采用的金纳多、巴曲酶、利多卡因等主要药物的不良反应很少。1200 余例患者，仅有 2 例轻微不良反应报告。1 例为使用巴曲酶后，可能是拔针后压迫时间短了，局部有淤血。1 例是治疗过程中，有腹泻。是否一定与治疗药物有关，并不确定。

3）突发性聋可能会出现听神经继发性损伤，急性期及急性期后可继续使用营养神经药物（如甲钴胺、神经营养因子等）和抗氧化剂（如硫辛酸、银杏叶提取物等）。

【解读1】由于有血脑屏障和血迷路屏障的存在，需要认真思考各种药物如何进入内耳。有研究发现，在内耳急性损伤，如噪声性损伤是，有一段时间血迷路是开放的，有利于药物进入。但是，开放的窗口期具体是什么时间还有待于进一步研究。

【解读2】抗氧化剂有数十种。动物试验研究使用的往往是超大剂量，因此有效率很高。但是无法转化应用于临床。目前可

以临床应用的有 α 硫辛酸；二甲双胍等。金纳多也有抗氧化作用。

4）同种类型的药物，不建议合用。

5）高压氧的疗效国内外尚有争议，不建议作为首选治疗方案。如果常规治疗效果不佳，可考虑作为补救性措施。

【解读】德国指南已经明确指出，纯氧的治疗可能引起盗血现象，已被列入放弃的治疗方案。高压氧如果低于 2.2 个大气压实际上是没有作用的，而高于 2.2 个大气压，很多患者又难以忍受。

6）疗程中如果听力完全恢复可以考虑停药，对于治疗效果不佳者，可视情况延长治疗时间。对于最终治疗效果不佳者，听力稳定后，可根据听力损失程度，选用助听器或人工耳蜗等听觉辅助装置。

【解读】单侧全聋，对侧听力完全正常，应该行人工耳蜗植入吗？过去曾经有顾虑，一侧是正常听力，另一侧使用人工耳蜗，是电刺激，双侧是否能够匹配？近来这种情况进行人工耳蜗植入后发现，人的大脑有很好地适应代偿能力。在开机 2～3 个月后双侧听力多能很好匹配。尤其是在噪声环境中，听觉能力明显改善。而且对声源的定位能力也明显提高。

（2）分型治疗推荐方案

全聋型、高频下降型、平坦下降型的痊愈率较低，尤应尽早积极治疗。

1）低频下降型：①由于可能存在膜迷路积水，故需要限盐，输液量不宜过大，最好不用生理盐水。②平均听力损失＜ 30 dB 者，自愈率较高，可口服给药，包括糖皮质激素、甲磺酸培他司汀、改善静脉回流药物（如马栗种子提取物）等，也可考虑鼓室内或耳后注射糖皮质激素（甲强龙、地塞米松或复方倍他米松等）；听力损失≥ 30 dB 者，可采用银杏叶提取物＋糖皮质激素静脉给药。③少部分患者采用②的方案治疗无效，和（或）耳闷加重，可给予降低纤维蛋白原（如巴曲酶）及其他改善静脉回流的药物治疗。

【解读 1】膜迷路积水主要是静脉回流障碍引起的，所以最好别用改善动脉供血的药物。可以使用小剂量金纳多，其机制是活血（2 ～ 3 支，35 ～ 52.5mg）。前庭性偏头痛，一般只用 35mg 金纳多即可。全聋和平坦型，金纳多可以用 87.5mg。

【解读 2】虽然对于倍他司汀改善内耳积水有争论，但是我本人还是认为其是有效的，而且疗效与剂量相关，剂量越大，效果越好。而且国外研究证实，数年长期使用倍他司汀并没有观察到明显不良反应。主要的问题是倍他司汀可能有胃肠不适感。一般在餐后半小时使用，首次计量建议每次 2 片。如果患者没有明显的胃肠不适感，再逐渐加大剂量。

2）高频下降型：①改善微循环药物（如银杏叶提取物等）＋糖皮质激素；②离子通道阻滞剂（如利多卡因）对于减轻高调耳鸣效果较好；③可考虑使用营养神经类药物（如甲钴胺等）。

3）全频听力下降者（包括平坦下降型和全聋型）：①降低纤维蛋白原药物（如巴曲酶）；②糖皮质激素；③改善内耳微循环药物（如银杏叶提取物等）。建议尽早联合用药。

【解读1】注意用药顺序也很重要：先用巴曲酶，去除纤维蛋白原及病理蛋白质，使血流加速。然后给甲强龙减轻血管内皮水肿，最后再给金纳多。全聋患者听力有部分恢复，此时提示血管已经疏通开了，可以加一些神经营养药物。

【解读2】新版突发性聋指南最为重要的变化是提出了分型诊断及分型治疗，因为不同类型的突发性聋发病机制、特点、治疗及预后的差别都很大。今后在国内发表有关突发性聋的文章，如果没有按照听力曲线进行分型，几乎不会再被录用。

【解读3】在新版指南中提出了具体的治疗建议，但是这也只是基本原则，因个体差异很大，需要各位医生在临床工作中根据实际情况，调整治疗方案。

糖皮质激素临床用药指导

　　肾上腺皮质细胞利用血液中的胆固醇生成天然的皮质类固醇激素（甾体激素），按照生理功能的不同，又分为肾上腺盐皮质激素和糖皮质激素（GCS）。盐皮质激素主要为醛固酮、脱氧皮质酮和皮质酮。在正常生理状态下，由于糖皮质激素的分泌量很大，在人体总的理盐效应中由糖皮质激素承担的约占45%，醛固酮也承担45%，另一种盐皮质激素脱氧皮质酮承担10%。由于目前临床上使用的药物多为糖皮质激素，所以下面着重介绍糖皮质激素的特点及使用。

　　糖皮质激素在正常人体内主要为皮质醇，又称氢化可的松。健康成人每天分泌量为15～25mg，合成和分泌主要受垂体分泌的促肾上腺皮质激素（ACTH）调节；是由21个碳原子组成的环戊烷多氢菲的衍生物，主要由肾上腺皮质的中层-束状带细胞合成和分泌。生理剂量糖皮质激素在体内作用广泛，在药理剂量糖皮质激素主要有抗感染、抗免疫、抗休克等作用。但糖皮质激素在抑制炎症、减轻症状的同时，也降低机体的防御功能，可致感染扩散、阻碍创口愈合。因此在临床工作中，应合理应用糖皮质激素。糖皮质激素的生理分泌规律为从早晨2：00—4：00时开始增高，8：00—10：00时达到高峰，24：00时降至最低。

39. 糖皮质激素广泛分布于内耳组织中

糖皮质激素与糖皮质激素受体结合后发生作用，进入细胞核内形成糖皮质激素反应成分而发挥一系列作用。糖皮质激素受体广泛分布于内耳组织中，分布于整个耳蜗，包括螺旋神经节、螺旋韧带，而血管纹和柯替器中的含量较少。糖皮质激素也可通过其他途径对内耳发挥作用，主要有下述几方面：

（1）免疫调节，抗感染作用。

1）对炎性细胞因子的调控作用：突聋的发病原因很多，主要病因有内耳循环障碍、自身免疫性病变、病毒感染等。但无论病因是什么，最终都会导致内耳出现不同程度的炎性反应。虽然有血-脑脊液屏障和血-迷路屏障存在，但内耳发生炎性反应时血液中的促炎因子仍可到达内耳，分泌各种细胞因子。有研究表明，耳蜗中可表达白细胞介素 IL-6 和肿瘤坏死因子（TNF），产生抗血管内皮细胞抗体，造成血管纹内皮细胞损伤，分泌一氧化氮内皮素增多，同时分泌血管活性因子使内耳局部炎症加重。糖皮质激素与受体结合后能够稳定细胞内溶酶体，防止溶解酶释放，抑制炎症细胞的渗出和集聚，提高血液中超氧化物歧化酶中过氧化脂质的含量，防止细胞水肿，防止毛细血管通透性的改变，减少细胞的通透性而保持细胞结构的完整性，从而发挥抗感染，提高免疫力的作用。

2）基因转录的调控作用：①直接转录调控：糖皮质激素与受体结合的复合物转移到细胞核中，以同型二聚体形式与应答元件结合，上调或抑制基因的表达。②间接转录调控：后者为糖皮质激素与受体结合复合物，不与应答元件结合，通过作用于转录因子来抑制炎症基因的表达及进行转录后调控。而当糖皮质激素与受体结合后，则是通过增强抗炎基因或抑制炎症基因等基因水平的调控发挥作用。当突发性聋发生时，糖皮质激素到达内耳与受体结合后活化形成激素-受体复合物，抑制炎症启动基因，调节转录基因活化蛋白和核因子 B（NF-B），诱导炎症和免疫异常相关表达，调节细胞趋化因子和黏附分子的表达（如 TNF、IL-1、IL-2、IL-8、单核细胞趋化蛋白、干扰素、粒细胞 - 巨噬细胞集落刺激因子、细胞间黏附因子、血管细胞黏附分子等）。该复合物进入胞质，通过增加或减少基因转录，抑制一氧化氮酶，减少一氧化氮分泌；通过调节炎性细胞的活性，阻断白介素、肿瘤坏死因子、干扰素、粒细胞-巨噬细胞集落刺激因子等生成，减少局部淋巴细胞增殖，抑制花生四烯酸代谢。核因子 B 同时能调节噪音性聋后听觉敏感性，对听损伤有保护作用。

3）非基因调控的作用：①非受体依赖：破坏 ATP 介导的

增加细胞内钙离子的作用，从而减少氯离子分泌而减轻炎症水肿。②经典受体依赖：激活内皮一氧化氮合酶，对缺血 / 再灌注起到保护作用；激活表皮生长因子导致胞质内磷脂酶的抑制，从而减少花生四烯酸的生成；抑制 NF-B 与激活活化蛋白的表达活性等。

（2）调节内耳电解质平衡

1）调节 Na^+-K^+-ATP 酶：该酶可影响内耳内淋巴液的电解质调节。糖皮质激素与受体结合后可调节其活性，以维持内耳电解质平衡；维持内淋巴液的低钠状态；维持慢钾通道及保证内耳钾离子代谢。

2）糖皮质激素与受体结合后可直接激活蛋白激酶的转录，导致慢钾通道的转录与兴奋，维持内耳电解质平衡。

3）通过盐皮质激素受体起作用：糖皮质激素可通过盐皮质激素受体调节内耳钠钾等电解质，影响离子转运发挥作用，而 Na^+-K^+-ATP 酶主要通过盐皮质激素结合盐皮质激素受体来调节。

4）调节水通道蛋白：水通道蛋白（AQP）是一类与水通透有关的蛋白，可提高水通过上皮细胞的能力。糖皮质激素与受体结合后能提高内耳水通道蛋白水平，从而改善水运输和维持内环境的稳定性。

5）各种原因引起内耳缺氧或变态反应引起血管纹及内淋巴囊离子交换障碍，将引起内淋巴过度产生或回流障碍，最终引起膜迷路积水，出现耳鸣和听力减退。糖皮质激素可通过抑制免疫反应，减轻内耳积水。

（3）改善内耳微循环：糖皮质激素到达内耳活化后，通过免疫抑制，阻断自身抗体，可减少自由基对血管内皮细胞的损伤，恢复内耳血管内皮细胞的调节功能，解除血管痉挛，降低对缩血管物质的敏感性，扩张内耳微循环血管，抑制血小板凝集，使内耳微循环血流恢复正常，改善内耳缺氧缺血，同时改善耳蜗血管纹的功能，从而恢复局部微循环。此外，糖皮质激素与受体结合后通过调节 Na^+-K^+-ATP 酶活性，从而维持耳蜗内淋巴液 K^+ 浓度高、Na^+ 和 Ca^{2+} 低的电解质平衡，维持正常的耳蜗毛细胞的电位，保证血管纹的内皮细胞功能，最终改善内耳微循环。

40. 首先建议糖皮质激素全身给药，局部给药可作为补救治疗

目前临床上治疗突发性聋的糖皮质激素常用给药方式为全身给药，包括口服给药、静脉给药等；局部给药方式包括鼓室给药、耳后给药等。

（1）常用糖皮质激素：糖皮质激素类药物按其生物效应期分为短效、中效和长效激素。短效激素如可的松、氢化可的松和天然激素，其抗感染效力弱，作用时间短，不适宜突发性聋的治疗，主要作为肾上腺皮质功能不全的替代治疗。中、长效激素为人工合成激素。中效激素包括泼尼松、泼尼松龙、甲泼尼龙、曲

安西龙。长效激素包括地塞米松、倍他米松等，如地塞米松，抗感染效力强，作用时间长，但对下丘脑 - 垂体 - 肾上腺轴抑制（HPA 轴）明显，不适宜长疗程用药。倍他米松也是长效激素，主要用于局部封闭，现常用的是复方倍他米松。在突发性聋治疗中常用的药物一般为中效、长效的糖皮质激素，包括泼尼松、甲强龙、地塞米松、倍他米松等。

根据原卫生部 2011 年发布的《糖皮质激素类药物临床应用指导原则》给药剂量：生理剂量和药理剂量的糖皮质激素具有不同的作用，应按不同治疗目的选择剂量。一般认为给药剂量（以泼尼松为例）可分为以下几种情况：①长期服用维持剂量：$2.5 \sim 15.0$mg/（kg·d）；②小剂量：< 0.5mg/（kg·d）；③中等剂量：$0.5 \sim 1.0$mg/（kg·d）；④大剂量：> 1.0mg/（kg·d）；⑤冲击剂量：（以甲泼尼龙为例）$7.5 \sim 30.0$mg/（kg·d）。疗程：①冲击治疗：疗程多 < 5 天。②短程治疗：疗程 < 1 个月，包括应激性治疗。③中程治疗：疗程 3 个月以内。

常用糖皮质激素之间的等效剂量换算、抗感染作用强度、与受体的亲和力、药物半衰期、作用持续时间、水钠潴留强度、HPA 轴抑制时间等（表4）。根据每种药物的特点、不同的给药方式如何选择最佳的药物及剂量，将在下文中详述。

表4　常用糖皮质激素对照表

类别	常用名	成分名	抗感染等效剂量(mg)	抗感染作用强度	受体亲和力	血浆半衰期(分)	作用持续时间(小时)	HPA轴抑制强度	HPA轴抑制时间(天)	水钠潴留作用
中效	泼尼松	泼尼松	5	4	5	60	12～36	4	1.25～1.50	0.8
	甲强龙	甲泼尼龙	4	5	1190	180	12～36	5	1.25～1.50	0.5
长效	地塞米松	地塞米松	0.75	25	710	100～300	36～54	50	2.75	0
	倍他米松	倍他米松	0.60	25	540	100～300	36～54	50	3.25	0

（2）全身给药：目前突发性聋治疗首先建议全身给药。糖皮质激素可能是通过抑制免疫反应、改善微循环、减轻膜迷路积水等对内耳发挥作用。目前比较公认的突发性聋最主要的机制还是各种原因导致的内耳微循环障碍。全身给药时药物通过微循环最终进入内耳靶器官，与内耳中的糖皮质激素受体结合从而发挥作用。同时在到达靶器官的过程中可直接作用于受损伤的血管内皮，且可作用于听觉相关系统（这个作用是鼓室给药无法达到的）。

1）药物选择多为泼尼松／甲强龙／地塞米松。

①泼尼松（泼尼龙）：临床常用制剂为醋酸泼尼松，口服片剂，最经典的中效糖皮质激素，因其价格低廉，口服制剂服用方便，在临床中应用广泛。其优点为对HPA轴抑制强度小；但其

缺点也很突出，泼尼松在体内需要经过肝脏代谢才能转化成有抗感染活性的泼尼松龙，故在有肝脏疾病的患者应慎用，且在用药时需要考虑患者是否在同时应用其他肝脏代谢的药物，可能会加重肝脏的负担，引起肝功能异常。在突发性聋治疗中的一线用药巴曲酶其经肝脏代谢，且有肝功能异常的不良反应，故二者合用时需要注意监测肝功能指标。其盐皮质激素活性虽有所减低，但仍有 0.8 的活性，因此大剂量应用有保钠排钾引起水钠潴留的问题，特别要注意与排钾利尿药（如噻嗪类或呋塞类）合用，可能造成过度失钾，且合并高血压的患者应注意对血压的调整。总体而言，其更适合小剂量长期用药。

②甲强龙（甲泼尼龙）：临床常用制剂为口服甲泼尼龙（美卓乐）及甲泼尼龙琥珀酸钠注射液。同为中效糖皮质激素，其主要优点为与受体结合力非常高，是泼尼松的 600 倍；无须肝脏转换在体内直接发挥抗感染作用；对 HPA 轴抑制强度小。其缺点为仍有一半的盐皮质激素活性，故用药时仍需要注意其水钠潴留的影响；其单价较高，增加了患者的治疗费用。因此，目前在突发性聋糖皮质激素冲击治疗中，甲强龙为全身给药推荐用药。

③地塞米松：临床常用制剂为地塞米松磷酸钠注射液，为长效糖皮质激素，其优点为抗感染作用强，受体亲和力较高，无需肝脏转换在体内直接发挥抗感染作用，无水钠潴留作用。但其缺点为作用持续时间长，对 HPA 轴抑制时间长，抑制强度大，对睡眠影响较大。但其价格低廉，在各基层医院比较普及，其抗

感染作用强，副作用也最大，连续用药时需注意其药物的蓄积作用，应合理调整用药剂量，特别提醒不宜长期用药。

我审过一篇文章，采用地塞米松 10mg/d，静脉输液治疗突发性聋，连用 10 天，不减量，直接停药。由于地塞米松的半衰期很长，为 36 ～ 54 小时。姑且取平均值 48 小时，我们看看药物在体内代谢情况。蓄积会在第 5 天达到 26mg（其等效剂量约为 175mg 泼尼松），并一直持续至第 10 天（表 5）。使用如此大剂量激素，突然停药可能诱发肾上腺皮质功能减退的症状。且容易诱发激素的其他不良反应。

表 5　地塞米松 10mg×10 天的体内药物代谢蓄积情况

天数	1	2	3	4	5	6	7	8	9	10
1	10	7.5	5	2.5	1					
2		10	7.5	5	2.5	1				
3			10	7.5	5	2.5	1			
4				10	7.5	5	2.5	1		
5					10	7.5	5	2.5	1	
6						10	7.5	5	2.5	1
7							10	7.5	5	2.5
8								10	7.5	5
9									10	7.5
10										10
总量（mg）	10	17.5	22.5	25	26	26	26	26	26	26

2）给药剂量及疗程：在糖皮质激素使用的剂量上，美国2012年指南推荐剂量为口服泼尼松1mg/（kg·d），每日最大剂量60mg，疗程为10～14天，强调用药总量应达到540mg。德国的指南为冲击疗法口服泼尼松1mg/（kg·d），共5天。基于中国突发性聋多中心研究的结果指定的中国突发性聋新指南(2015)，建议使用泼尼松60mg/d，给药3天，若有效，可延长到5天，也可静脉给予等效剂量的甲强龙或地塞米松，其最大总剂量为300mg，同属短期冲击疗法。

在给药剂量方面，有以下3个问题需要注意：

①糖皮质激素抗感染作用的基本机制在于糖皮质激素与靶细胞胞质内的糖皮质激素受体（G-R）相结合后影响了参与炎症的一些基因转录而产生抗GANRAN效应。以泼尼松为例，当用药剂量在0.15～0.6 mg/kg或7.5～30 mg/d时，其糖皮质激素受体占有率为50%～100%，当用药剂量在0.6～2mg/kg或30～100mg/d，其糖皮质激素受体占有率为100%，故以60mg/d的剂量推测其受体占有率为已达100%。在一项多中心前瞻性队列研究中，结果显示选择较低剂量的甲强龙还是选择较高剂量的地塞米松对全频下降型突发性聋患者的疗效没有影响。推测可能与甲强龙受体结合力高有关，其较低的剂量即可达到受体的饱和，起到100%的抗感染效果。同时也提出了个问题，糖皮质激素的应用并非"多多益善"，故在指南推荐的短期冲击疗法中，推荐使用甲强龙，以降低糖皮质激素的使用总量。

②疗程< 5 天为冲击治疗，可迅速停药，不良反应较小。长期大剂量应用糖皮质激素可引起内分泌代谢紊乱、消化道溃疡出血或穿孔、诱发或加重感染、电解质紊乱、骨质疏松等并发症；特别是对于糖尿病、高血压、胃溃疡等患者。而且大剂量应用糖皮质激素可刺激骨髓造血功能，使红细胞、血红蛋白含量、血小板增加，提高纤维蛋白原浓度，缩短凝血时间，刺激骨髓中的中性粒细胞释放入血。目前认为突发性聋最主要的机制还是各种原因导致的内耳微循环障碍，因此推测，在治疗中若长期大剂量应用糖皮质激素，可能会增加外周血黏稠度，加重微循环障碍，影响血液流变学治疗的效果。故在最新突发性聋指南中强调联合用药，建议早期糖皮质激素短期冲击疗法联合血液流变学治疗，效果更佳。

③外源性的糖皮质激素给药可以抑制 HPA 轴，糖皮质激素的快速停药可能诱发肾上腺皮质功能减退的症状。若临床工作中选取了美国指南的用药方案（每日最大剂量 60mg，疗程为 10 ～ 14 天，强调用药总量应达到 540mg），或其他糖皮质激素大剂量使用超过 7 天的，需先减量逐渐停药。泼尼松可每 3 ～ 5 天减少 5 ～ 10mg/d；地塞米松停药往往比较困难，药物蓄积情况严重，对 HPA 轴影响大，故在临床中切忌长期使用。

3）给药方式：口服还是静脉给药？

全身给药常用的给药方式为口服泼尼松、甲泼尼龙，静脉滴注甲强龙、地塞米松。美国指南中只提到了口服泼尼松，并未与静脉或口服其他糖皮质激素相比较，这可能与美国医疗保险的国情有关，因为欧美等国静脉输液都是医生操作，每次需支付医生 50 ～ 100 美金，因此为了减少医疗费用，欧美等国会尽量减少输液。目前德国正在进行一项较大规模的临床研究，就是想比较口服与静脉给予糖皮质类固醇激素是否在疗效上有差异。在我国的指南中，推荐口服泼尼松或静脉给予等效剂量的甲强龙、地塞米松等。国内外关于口服与静脉给予糖皮质激素治疗突发性聋的有效性及安全性研究尚无定论，缺乏大规模前瞻性队列研究结果。但在其他疾病的研究中有显示长期应用糖皮质激素口服给药安全性优于静脉给药。糖皮质激素口服给药可吸收 80% ～ 90%，用药方式比较灵活，适合无静脉给药条件的患者。静脉给药较口服给药体内分布快、起效快，适合突发性聋的短期冲击疗法，若患者就医条件许可，建议静脉给药。

4）给药时间：内源性糖皮质激素的分泌有昼夜节律性，其峰值为早晨 8：00，低谷是凌晨 0：00 时。且外源性糖皮质激素的血浆清除率也与每天的给药时间有关。泼尼松龙和甲泼尼龙在早晨给药的清除率比夜间给药的清除率低（18% ～ 28%）。这种性质再加上外源性糖皮质激素可影响皮质醇的昼夜节律，为了减少对 HPA 轴的抑制作用，增加药物的药效，建议糖皮质激素给药时间为上午 8：00 左右，每日 1 次。

5）禁忌与注意事项：在给予糖皮质激素治疗前，应充分考虑到选择的药物可能出现的使用禁忌及可能出现的不良反应。应评估患者出现不良反应的危险因素，并将此作为决定给予糖皮质激素治疗必要性及药品种类、剂量选择的重要参考因素。对于那些存在较多危险因素，可能出现严重不良反应的患者应考虑适当减少剂量甚至不予全身给药。这些危险因素包括高血压、糖尿病、消化性溃疡、近期发生的骨折、青光眼、（慢性）感染、血脂异常以及合并应用其他药物等。

①临床上，对控制良好的高血压、糖尿病及脑血管病患者，建议监测血压、血糖等指标，并给予相应的对症支持治疗，对控制欠佳的患者应考虑适当减少剂量甚至不予全身给药。高血压患者尽量不选用泼尼松。

②消化性溃疡是激素的不良反应之一，与剂量有关。因突发性聋冲击疗法每天应用糖皮质激素剂量大，为标准中的中大剂量范畴，建议可加用质子泵制剂（PPI）或其他胃黏膜保护剂；特别是有合用非甾体抗炎药的患者或有消化道溃疡病史或家族史的患者。

③根据我国突发性聋多中心研究结果，突发性聋发病的平均年龄为 42 岁，51.95% 为女性，故应考虑到其高发人群为更年期妇女，应特别注意其对骨质疏松的影响，建议用药时同时补充钙及维生素 D，必要时加用二磷酸盐制剂。

④有青光眼的患者禁用糖皮质激素，但一般局部应用糖皮质激素或长期全身应用才会诱发药物性青光眼，用药中若出现眼部症状，应及时检查眼压。

⑤此外，有文献指出：糖皮质激素在 40mg/d 以上增加诱发精神神经症状的风险，而 80mg/d 以上其风险明显增加，且多出现在治疗开始的 1 周之内，其提高中枢兴奋性，引起欣快、激动、失眠、精神失常、抑郁、癫痫发作等。

⑥妊娠妇女使用糖皮质激素对胎儿的影响仍有争论。一般认为，泼尼松不易通过胎盘屏障，如果剂量＜ 30mg/d，对胎儿影响不大。而地塞米松可通过胎盘，小剂量也会影响胎儿发育。故妊娠期妇女慎用，特别是孕早期。

⑦哺乳期妇女应用生理剂量或维持剂量的糖皮质激素对婴儿一般无明显不良影响。但若哺乳期妇女接受中等剂量、中程治疗方案的糖皮质激素时不应哺乳，以避免经乳汁分泌的糖皮质激素对婴儿造成不良影响。

⑧糖皮质激素可影响儿童生长发育。大剂量激素（每天泼尼松 1mg/kg 体重）长期应用，儿童停止长高；故儿童用药需慎重，宜短宜少。

（3）局部给药：由于有血-迷路屏障存在，糖皮质激素全身给药药物难以在内耳达到治疗所需的浓度和持续时间。增加给药剂量，延长给药时间，可以提高药物进入内耳的有效剂量，但可能会导致全身其他系统的不良反应。半个多世纪前，学者们开始了糖皮质激素局部给药方式的探索。目前比较成熟的局部给药方式为鼓室给药及耳后给药。

（4）鼓室给药：鼓室给药药物通过圆窗或卵圆窗膜进入内

耳，从而跨越了血-迷路屏障，在内耳达到较高的药物浓度，其在临床上取得了良好的临床效果。但鼓室给药有导致鼓膜穿孔、中耳炎等潜在风险，特别是药物经咽鼓管流失，持续给药效果不稳定。德国对170余例全聋型突发性聋患者手术探查发现，约有30%的患者圆窗被瘢痕或肉芽组织封闭。目前常用的鼓室给药方式除了鼓膜穿刺外，还有鼓室置管、经咽鼓管给药、圆窗膜安置微量泵等。常用药物有甲强龙、地塞米松、倍他米松等。美国指南中将鼓室给药和全身给药用同等的初治方案；我国指南则强调了早期联合用药及糖皮质激素的全身用药，鼓室给药作为全身糖皮质激素治疗未痊愈后的补救治疗。

1）药物的选择是地塞米松、甲强龙和一些其他的药物。

①地塞米松：临床常用剂型为地塞米松磷酸钠，水溶性，无须肝脏转换在体内直接发挥抗感染作用，其可以通过圆窗膜或卵圆窗膜渗透进入内耳，并与内耳中的糖皮质受体结合从而起作用。

②甲强龙：临床常用剂型为甲泼尼龙琥珀酸钠注射液，水溶性，无须肝脏转换在体内直接发挥抗感染作用，其可以通过圆窗膜中耳渗透进入内耳，并与内耳中的糖皮质受体结合从而起作用。特别需要注意的是其溶剂中含有苯甲醇，鼓室注射时对鼓室黏膜有刺激，故疼痛感较强。

③其他药物如曲安奈德、布地奈德为新型人工合成糖皮质激素，其水溶性佳且增加了脂溶性，更易被黏膜吸收；故临床上开

始尝试其为鼓室给药，但尚无大规模临床研究。

在既往关于鼓室给药的各项临床研究中，地塞米松及甲强龙究竟哪种药物疗效更好，尚无定论。

2）给药剂量及疗程：因鼓室内容积有限，故其给药剂量受限制，一般不能超过 0.5ml。有文献显示，药物浓度越高，疗效越好。但受目前药物临床制剂类型的限制，最常用的剂型为地塞米松磷酸钠 5mg/ml，甲强龙 40mg/ml，故同样给予 0.5ml 后，甲强龙的等效剂量要高于地塞米松（3.75 : 2.5）。甲强龙的糖皮质激素受体亲和力高于地塞米松，故在临床应用中，鼓室给予甲强龙从理论上来看可能效果会更佳。

建议根据给予不同的药物的作用持续时间，决定其给药间隔时间。如地塞米松，其作用时间为 36 ～ 54 小时，故建议隔日给药。甲强龙其药物作用时间为 12 ～ 36 小时，可尝试连续给药。根据既往文献，一般给药次数不超过 7 次，时间不超过 14 天。

3）给药方式：鼓膜穿刺鼓室内注射是目前国内外临床最常用的方法，优点是创伤小、易操作，但局限性在于不能掌握到达圆窗膜的药物量，以及控制药物与圆窗膜的接触时间。鼓膜穿刺针穿刺鼓膜的前下或后下象限，每次注入地塞米松或甲泼尼龙 0.5ml，坐位注射后嘱其头偏向对侧 45°，卧位注射后保持患耳朝上，持续 30 分钟，尽量不要吞咽及说话。在治疗期间要保持外耳道干燥，注意预防中耳感染。除此之外，还有虹吸管芯给药、微导管控制给药、经咽鼓管给药等，更多的控释给药新装置还在研究中。

（5）耳后给药

耳后给药是在临床工作中最新发现并逐步展开研究的一种微创的新的给药方式。大量临床实践证明了耳后给药的安全性及有效性。动物实验中表明，相同的给药剂量下耳后给药比全身给药在内耳中可达到相对较高的血药浓度，且维持时间较长，且在体循环中保持着相对较低的浓度，从而降低了糖皮质激素引起全身不良反应的可能性。推测耳后给药药物经过体循环、局部渗透、乙状窦-内淋巴囊等多种途径进入内耳，最主要的途径可能是药物经耳后静脉回流汇聚在乙状窦，再通过乙状窦与内淋巴囊之间的密切脉络关系，通过内淋巴囊进入内淋巴液，从而直接在内耳中起作用。

1）药物的选择：目前耳后给药常用的药物有甲强龙、地塞米松、得宝松（复方倍他米松）等。

①地塞米松：临床常用剂型为地塞米松磷酸钠，水溶性，无须肝脏转换在体内直接发挥抗感染作用，其分子量为516.41，渗透性好，可通过耳后区域的多种可能途径进入内耳，应注意其进入体循环后仍会有引起血糖、血压升高等不良反应的可能。

②甲强龙：临床常用剂型为甲泼尼龙琥珀酸钠注射液，水溶性，无须肝脏转换在体内直接发挥抗感染作用，其分子量为496.53，可通过耳后区域的多种可能途径进入内耳。特别需要注意的是其溶剂中含有苯甲醇，其不易被人体吸收，长期积留在注

射部位，可能会导致周围肌肉的坏死，故注射时需注意一定要在骨膜下，且禁止儿童注射。

③得宝松：为复方制剂，其组分为每支（1ml）含二丙酸倍他米松 5mg、倍他米松磷酸钠 2mg，其中倍他米松磷酸钠为水溶性，二丙酸倍他米松为脂溶性。速效成分相当于泼尼松 17.5mg，维持 3 天左右。缓效成分相当于泼尼松 7.5mg，持续 19 天左右。其水溶性为速效成分，性质近似地塞米松磷酸钠；其脂溶性成分在组织中缓慢释放，逐渐代谢发挥作用。得宝松皮下注射可能引起皮肤萎缩，特别是体型偏瘦的患者，因此注射在肌骨膜层为好，一般用于不宜随诊的患者。

2）给药剂量及疗程：耳后给药药物剂量由于局部组织的限制，其给药剂量一般不超过 1ml。地塞米松其作用时间为 36 ~ 54 小时，故建议隔日给药。甲强龙其药物作用时间为 12 ~ 36 小时，鉴于耳后给药药物局部吸收能力，隔日给药局部的不良反应会更小。亦可尝试连续给药，但需注意局部皮肤的情况；同时可尝试与鼓室给药交替用药。得宝松其脂溶性成分二丙酸倍他米松在组织中缓慢代谢，其药物代谢时间＞ 10 天，故两次注射时间间隔建议至少 10 天。

3）给药方式：耳后注射部位选择耳后区域，平外耳道口平面，距耳后沟 0.5 ~ 1cm，颞骨乳突部筛区的体表投射面。

根据注射药物的不同，选择不同的注射方式。水溶性药物（如甲强龙、地塞米松）注射到骨膜下层，即进针直达骨面后，于骨面与骨膜间注射。此种注射时阻力较大，患者痛感较明显，可适量应用利多卡因以减轻疼痛感。因水溶性药物会迅速通过局部微循环吸收入血，骨膜下注射由于骨膜的屏障，可以延缓其局部的吸收速度，增加局部渗透的药量。得宝松作为一种复方制剂，因二丙酸倍他米松为缓释成分，其需要肌内注射，使其在肌肉组织中缓慢释放，逐渐发挥作用，故得宝松的注射深度为颞肌层。需要注意的是得宝松的注射需与耳廓有一定距离，且深度不能太浅，以避免软骨萎缩及皮肤萎缩的不良反应。临床使用注意事项见表6。

表6　不同糖皮质激素的比较

	甲强龙	地塞米松		得宝松
成分	甲泼尼龙琥珀酸钠	地塞米松磷酸钠	倍他米松磷酸钠	二丙酸倍他米松
类型	中效	长效		长效
剂型	溶液型	溶液型		混悬型
溶解性	水溶性	水溶性	水溶性	脂溶性
分子量	496.53	516.41	516.41	504.59
等效剂量	4	0.75		0.6
维持时间	12～36 小时	36～54 小时	36～54 小时	＞10 天
注射位置	骨膜下	骨膜下		颞肌
间隔	1～2 天	2 天		＞10 天
不良反应	疼痛	疼痛		皮肤萎缩

参考文献

1. 李家泰. 临床药理学. 3 版. 北京：人民卫生出版社，2009.

2. Shimazaki T，Ichimiya I，Suzuki M，et al.Localization of glucocorticoid receptors in the murine inner ear.Ann Otol Rhinol Laryngol，2002，111（12 Pt 1）：1133-1138.

3. 陈新谦，金有豫，汤光. 新编药物学.17 版. 北京：人民卫生出版社，2011.

4. Fu ES，Saporta S.Methylprednisolone inhibits production of interleukin-1beta and interleukin-6 in the spinal cord following compression injury in rats.J Neurosurg Anesthesiol，2005，17（2）：82-85

5. Erichsen S，Berger S，Schmid W，et al.Na，K-ATPase expression in the mouse cochlea is not dependent on the mineralocorticoid receptor.Hear Res，2001，160（1-2）：37-46.

6. Kitahara T，Fukushima M，Uno Y，et al.Up-regulation of cochlear aquaporin-3 mRNA expression after intra-endolymphatic sac application of dexamethasone.Neurol Res，2003，25（8）：865-870.

7. Stachler RJ，Chandrasekhar SS，Archer SM，et al.Clinical practice guideline: sudden hearing loss.Otolaryngol Head Neck Surg，2012，146（3 Suppl）：S1-35.

8. Czock D，Keller F，Rasche FM，et al.Pharmacokinetics and pharmacodynamics of systemically administered glucocorticoids.Clin Pharmacokinet，2005，44（1）：61-98.

9. 静媛媛，王大勇，樊兆民，等. 甲泼尼龙与地塞米松对全频下降型突发性聋疗效的多中心对照研究. 中华耳鼻咽喉头颈外科杂志，2015，50（7）：536-539.

10. 柳涛，蔡柏蔷. 慢性阻塞性肺疾病诊断、处理和预防全球策略（2011 年修订版）介绍. 中国呼吸与危重监护杂志，2012，11（1）：1-12.

11.Suwalska A，Łojko D，Rybakowski J.Psychiatric complications of glucocorticoid treatment.Psychiatr Pol，2002，36（2）：271-280.

12. 宁光. 糖皮质激素临床应用基本原则. 中国实用内科杂志，2013，33（10）：756-759.

（静媛媛　整理）

良性阵发性位置性眩晕

提到良性阵发性位置性眩晕（BPPV，又称耳石症）这个题目，已经和 2006 年我们刚刚开始头晕门诊时感觉不同，那时讲到这个题目，最关注的是这个病的发病机制及如何诊断，如何进行复位，复位的有效率多少，哪种复位方法最有效。十多年过去了，耳石症已经被大家熟知，也被患者熟知，熟知到很多头晕的患者坚决要求进行耳石症检查，熟知到现在老师们讲课最常说的一句话，总是在提醒大家要注意避免耳石症的泛化。确实，目前临床上对耳石症存在一定程度的泛化，但是同时，也存在相当程度的漏诊，因此还是值得我们关注的一个疾病。

41. 良性阵发性位置性眩晕是症状诊断的疾病

1897 年，Adler 最先提出良性阵发性眩晕，1921 年，Bárány 将该病描述为头部快速运动中出现短暂的反复发作的眩晕，并正式提出该病。1952 年，Dix 和 Hallpike 对该病进行了详细描述，并且命名为"良性阵发性位置性眩晕"。

良性阵发性位置性眩晕是该病的名称，这个名称体现了该病的几个重要特征："眩晕"是该病的核心特征；"良性"的意思是该病源于前庭外周，与颅内病变引起的恶性位置性眩晕区别，但是其实该病的发作可能非常严重，会引起患者的失能；"阵发性"提示该病是反复发作，而不是持续的头晕；"位置性"是指只有患者头部和重力线呈一定角度时才会出现该病的症状，但是症状是在头部的旋转运动中出现的，和最终的头部位置无关。随着对该病病理生理的深入认识，并且在后半规管中发现飘动的耳石，促进了该病治疗中革命性的进步，这些体位治疗常常引起立竿见影的效果，而且疗效持久，确实是前庭疾病治疗领域的一个里程碑。

从上面的概念可以看出，良性阵发性位置性眩晕是症状诊断的疾病，但是 2005 年贵阳会议 BPPV 诊断标准是以嵴顶耳石症以及管石症发病机制基础上制定的标准。症状诊断和发病机制诊断两者之间有一定的距离，这个距离为我们提供了研究的空间，提示我们或许"良性阵发性位置性眩晕"这个疾病除了异位的耳石引起，可能还有别的发病机制。同时这个距离的存在，也为耳石症诊断的泛化提供了"温床"，这点在鉴别诊断部分会更加详细的阐述。

42. 良性阵发性位置性眩晕在人群中发病率很高

关于 BPPV 在一般人群中的发病率比较早的研究有两项，日本的报道 BPPV 在一般人群中的发病率为 0.01%，另一项研究来自在 Minnesota 的 Olmsted County 的研究报道，BPPV 在一般人群的发病率为 0.06%，但是这两项研究也是基于临床资料得到的。曾有研究在社区诊所 100 例慢性疾病但是没有头晕以及平衡障碍主诉的老年人中发现 BPPV 的发病率为 9%，提示 BPPV 的实际发生率可能比临床上得到的数据高很多。最新的大规模的 BPPV 发病率问卷形式调查显示，BPPV 的终生患病率在女性为 3.2%，男性为 1.6%，平均为 2.4%，1 年患病率为 1.6%，1 年发病率为 0.6%。关于该报道的有效性以及广泛性都是其价值所在，但是仍然有一些偏倚存在。如低教育水平在本文调查中和社会人口比例相比偏低，而 BPPV 在教育水平比较高的人群中发病偏低。因此，本文的数字有可能也是一个比较保守的数字，这提示 BPPV 在一般人群中的发病率可能比现在的数字还要高。很多前庭功能病变引起的头晕常常被误诊为年龄引起，而且在老年患者中 BPPV 经常被误诊为血管性疾病引起，因此，不管在一般医疗机构还是特定的门诊，BPPV 都是常被漏诊的一个疾病，报道的发病率可能比人群中的实际发病率低。

BPPV 在专科诊所发病情况如何呢？几项以专科诊所患者作为研究对象的关于 BPPV 的发病率的报道为 17%、18% 和

22.5%，很多流行病学研究显示 BPPV 是专科门诊中发病率最高的疾病，新的头晕疾病谱显示发病率前三位的头晕疾病为：BPPV、偏头痛相关头晕、精神心理相关头晕。2016 年文献显示，前庭性偏头痛是最常见的发作性前庭疾病，那么 BPPV 发病率下降了么？不是，这里我们提出一个观点，就是重视前庭疾病中的"共病"，这也是减少 BPPV 漏诊非常重要的一环。

43. 头晕疾病病史问询中共病和老年患者的特殊生理特点需要特别注意

头晕疾病的诊断，病史是第一位的，成功的病史问询，70% ～ 80% 的患者可以区分眩晕或者非旋转性头晕，也能为疾病诊断提供非常有价值的信息。BPPV 有典型的病史特点，病史两问法诊断 BPPV 的敏感性和特异性都很好，对于典型病史的患者，进行体位试验的检查顺理成章。但是事实是很多 BPPV 患者都不能主诉清楚。需要我们掌握有关头晕的一些正确观念，一是了解"头晕共病"比较常见，二是老年头晕患者有特殊的生理心理特点，使得他们的主诉非常不典型。

（1）共病（图 7）：对于头晕的症状问询，我们还是遵循 1972 年提出的症状分类，旋转性眩晕提示前庭中枢以及前庭外周疾病，以昏沉感作为表现的头晕则多提示慢性前庭综合征，既往有些学者认为，眩晕疾病和头晕疾病截然分开，不会在同一患者体现，但是 BPPV 大部分是原因不明的特发性 BPPV，很可能其他头晕疾病是 BPPV 的高危因素。如曾有头晕患者主诉：起床时反复出现眼前发黑，头晕。从这个主诉看，体位性低血压的可能性非常大，但是对其进行变位试验，显示有典型的 BPPV，这个病例提示我们，BPPV 可以和其他系统头晕疾病共病。除此以外，BPPV 和耳源性眩晕疾病共病更加常见，梅尼埃病的患者多次发作，更容易引起耳石脱落异位。BPPV 女性高发的两个原因是女性偏头痛高发以及老年女性骨质疏松高发，因此前庭性偏头痛和 BPPV 共病的机会也非常大。而 BPPV 这一急性前庭事件后，又可能会引发较高发病率的焦虑抑郁，偏头痛患者更容易出现焦虑抑郁，因此头晕的疾病谱中，我们没有办法对 BPPV、前庭性偏头痛、精神心理相关疾病做明确排位，他们应该是环形关系，相互影响。

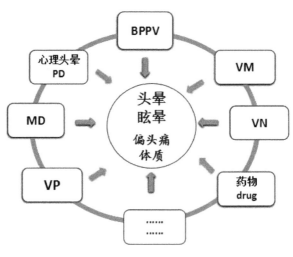

图 7 BPPV 共病联系图

（2）老年头晕患者特点：随着年龄的增加，头晕的发病率逐渐增加，在头晕门诊中接触的大部分都是老年患者。临床经验告诉我们，老年患者主诉更加不清。我也思索过这个问题，仅仅是因为老年人思路不够清晰吗？不是的，老年人头晕有其特殊的特征，这些特征导致他们经常主诉不清。一是生理特征：正常的前庭系统自发放电率为 90 度 / 秒，双侧前庭系统放电率差别越大，旋转感越明显，随着年龄的增长，前庭系统功能有一定的衰退，导致双侧前庭系统基础放电率下降，因此很多老年人旋转感不明显，即使确诊为典型 BPPV 的老年患者，部分也仅仅主诉不稳感、昏沉感；二是老年人共病很普遍，英国曾报道 Brown bag（灰色药袋），指老年人服用药物数量的研究，指出老年人平均服药量 5.7 片 / 天，我相信在中国这个数字不会低，大量的基础病，大量的药物不良反应，这些都会对头晕有不同程度的影响；三是焦虑抑郁随着年龄的增加逐渐增加，经济的压力，子女不在身边的孤独，人际交往，社会活动的减少，都会对老年人心理造成一定的影响。研究显示，跌倒后产生的一系列后果，可能导致 50% 老年人在跌倒后 1 年内死亡。因此老年人对疾病处于比较高的焦虑状态，一次急性前庭事件后，因为机体的焦虑水平过高，容易出现恐惧性回避行为，从而导致代偿不良，出现慢性前庭综合征的表现。但是这时老年人通常不能将这种持续的慢性前庭综合征状态和很久以前的那一次急性前庭事件联系起来，因此病史陈述时通常不会主动提到。这要求我们对疾病的发展过程要有很好的掌握和了解，在病史问询中，将这些患者忽略的信息串联起来，还原疾病从始至终的发展过程。

（3）病史问询中的技巧：提到头晕病史问诊确实有一定的难度，临床工作我们也会经常遇到这样的困惑，这也是头晕、疼痛、失眠等这些功能性疾病的困难所在，从这些症状入手的功能性疾病，第一手线索都是来自患者的主诉，所以如何更加快速取得更加准确的病史，需要一定的技巧。文献显示，虽然患者对头晕性质经常分辨不清，但是对于病史和诱发因素有相对清晰的概念，因此，对于病史含混不清的患者，我们不妨从这两个问题入手。如果患者病史5天，而且行动自如，我们就要考虑一次新发的发作性前庭疾病，这时首先考虑的就是BPPV。如果患者病史5天，轮椅推来，主诉不能行走，这时要考虑急性前庭综合征的常见疾病，如前庭神经元炎、突发性聋伴眩晕等。如果患者病史10年，这时则首先考虑发作性前庭综合征。病史问询中的技巧都需要长期的练习，患者永远是医生最好的老师，我们的经验、技巧，都是源于患者。除了所有这些问诊技巧，就BPPV这个疾病而言，这是确诊、治疗最简单的疾病，因此即使你还没有足够的问诊技巧，可以识别出所有的BPPV患者，我们有一点可以做到，就是勤奋些，对65岁以上主诉不清的头晕患者，都进行简单的体位试验，这也是避免漏诊最重要的措施之一。

44. 良性阵发性位置性眩晕变位试验检查各有特点

（1）后半规管 BPPV 变位试验检查：Dix-Hallpike（D-H）变位试验诊断 BPPV 是在 1952 年首次提出的。除非患者明显主诉左侧出现症状，一般可以从右侧检查开始，因为右侧病变的可能性是左侧的 1.4 倍，可能和大部分患者习惯右侧卧位有关。典型的后半规管 BPPV 的诊断标准为：贵阳的诊断标准是特定体位患者向检查侧转头 45°，使后半规管处于矢状位，快速变为仰卧位，悬头大约 20°。出现扭转和垂直向上的眼震。眼震的潜伏期一般为 1 ～ 2 秒，同时出现眩晕的感觉，持续 10 ～ 20 秒，患者坐起后，出现反向眼震。重复测试，眼震减轻。对于管石症，并不需要半规管的位置一定和重力线平行，只要耳石起初的位置比较高，能够在内淋巴液中运动就能引起壶腹嵴的偏斜，从而引起症状。因此对于 D-H 诱发体位到底需要悬头还是平躺于检查床上一直有争论，而且从模型可以看出，两个角度都能够引起眼震。但是值得注意的是，不能将头悬得太厉害，如果太厉害，耳石就不能向着半规管运动，而是会向着壶腹运动，从而造成类似嵴顶耳石症的表现。

有些学者认为 BPPV 的眼震是不共轭的，更加精确地讲，后半规管 BPPV 引起的眼震是非共轭的，因为后半规管和同侧上斜肌以及对侧下直肌联系，因此理论上讲，病变侧主要为扭转成分，非病变侧主要为垂直向下的成分为主。但是临床观察大部分

PC-BPPV 患者眼震是共轭的。该体位检查非常简单，但是部分患者可能因为紧张或者颈部病变不能完全伸展，因此需要一个其他的检查方法，比如 side-lying 体位检查，两者在机制上有一定的不同。D-H 是向检查侧转头 45°，使得后半规管处于矢状位。而侧卧位体位检查则是向健侧转头 45°，使得后半规管处于冠状位。有时进行 Dix-Hallpike 体位检查时会出现单纯水平眼震，这时通常怀疑是水平半规管 BPPV（HC-BPPV）。

（2）水平半规管 BPPV 变位试验检查：如果患者病史典型，但是 Dix-Hallpike 没有引起明显的眼震，就需要进行其他体位检查，其中对于水平半规管的检查就是翻滚实验。据估计 20% 的 HC-BPPV 患者在 Dix-Hallpike 检查中为阴性。1985 年，McClure JA 首先认识到 BPPV 不仅仅累及后半规管，还有可能累及别的半规管，并首次报道了 7 例仰卧位双侧转头出现向地眼震的 BPPV 患者。10 年后，也就是 1995 年，针对水平半规管嵴顶耳石症有两篇有代表性的文章。一篇报道了 3 例双侧背地眼震的患者，眼震没有疲劳性，持续时间很长，以前一般认为是前庭中枢病变，但是本 3 例患者确诊为前庭外周病变，作者认为是椭圆囊的耳石异位到壶腹嵴的椭圆囊侧。HC-BPPV 最常见的是向地性眼震，比较少见的类型为背地性眼震，与后半规管 BPPV 相比，在水平半规管 BPPV 中嵴顶耳石症占了很大一部分，有报道可以达到 27%，因为耳石直接黏附在壶腹嵴，眼震通常非常剧烈而且呈持续的背地性眼震，并且向健侧运动时眼震强，但是嵴顶耳石症如此高的发生比例，而且部分嵴顶耳石症患者无论如何复位及康复，都不能变为管石，也就是不能从壶腹嵴脱落，这部分患者有理由怀疑并不是嵴顶耳石症，而是其他发病机制导致的位置性眩晕，这点在后面 HC-BPPV 复位中有详细介绍。

（3）前半规管 BPPV 变位试验检查：2015 年 ICVD（International Congress on Vascular Dementia）版的 BPPV 诊断标准在经典 BPPV 之外，还第一次包括了一些新报告的可能还有些争议的 BPPV 类型。在这类新出现还有些争议的 BPPV 类型中提到了前半规管管石症和后半规管顶石症。前半规管 BPPV（AC-BPPV）的检查也是 Dix-Hallpike 体位检查，但是进行检查时要尽量将头垂下。在 AC-BPPV，主要表现为下向眼震，伴有微弱的扭转成分，因为 AC 主要和矢状位平行，因此主要表现为垂直眼震。而且扭转成分有时方向也不固定。令人奇怪的是单侧 AC-BPPV 双侧 Dix-Hallpike 都能引出眼震。直立位时，前半规管的壶腹垂直向上，这就需要在进行体位检查时头垂的角度要大一些，在 Dix-Hallpike 实验时如果头部垂的不够，可能就会漏诊。因为 D-H 检查时往往双侧出现眼震，因此判断侧别有时非常困难。根据个人经验，AC-BPPV 确实非常少见，诊断 AC-BPPV 一定要慎重。作者本人临床经验显示，最初诊断 AC-BPPV 的几例患者，反复复位效果不佳，直到有一天突然出现典型的上向扭转眼震，才取得很好的复位效果。

这个现象在其他文献中也有描述：Vannucchi 等在 2012 年

对 45 例符合 AC-BPPV（约占同期 BPPV 患者 3%）诊断中的 6 例做了详细研究。所有 6 例患者经必要检查排除了中枢性病变，Dix-Hallpike 变位试验受检测出现下旋位置性眼震，并经头悬位变位试验验证。检查后按照 AC-BPPV 管石症复位治疗（Epley 反向复位以及 Vannucchi 复位）。一周后复查发现：有些患者变位试验诱发出的位置性眼震方向改变，出现提示对侧 PC-BPPV 的上旋眼震，对这些患者按 PC-BPPV 复位（Semont 复位）后复查正常。最后所有 6 例均在复查时变为对侧 PC-BPPV 并按 PC-BPPV 复位后正常。Califono 等（2014 年）也报告了这样的病例，眼震方向发生变化后，经按后半规管管石症复位治疗眼震消失。

变位试验时一侧前半规管与另一侧后半规管形成共轭半规管，病程过程的变化提示这些最初诊断为一侧前半规管管石症的患者可能实际是对侧后半规管远端（非壶腹端）的管石症。当头后悬时后半规管远端的位置高于壶腹端，如果耳石位于后半规管远端则会从远端向壶腹端移动形成对侧后半规管的抑制性反应，产生下旋性眼震，有人称之为"假性前半规管管石症"。不过也有人认为这可能是耳石复位过程中造成了半规管转换，耳石从前半规管易位进入了后半规管的远端臂。

产生上述现象可能与垂直半规管的解剖形态空间走向有关。垂直半规管由于其形态和空间走向使位于不同位置的耳石产生不同方向的移动。垂直半规管可以壶腹为界分为短臂（椭圆囊侧）和长臂（半规管侧）。长臂又可分为两部分：壶腹端也称壶腹臂；非壶腹端（即后半规管远端）也称非壶腹臂。常见的后半规管管石症大多数位于靠近壶腹端一段的管道，可能跟后半规管的解剖形态有关，在靠近嵴顶处可能有一段与嵴顶平行但比嵴顶较低的管道，直立位时是底部，耳石容易在此停下来。而做 Dix-Hallpike 时头后悬就把底部变高，耳石产生离壶腹运动。

是什么原因造成耳石可以在后半规管远端臂（非壶腹臂）停留呢？推测为解剖形态上的原因：①接近总角的半规管管道比较狭窄。②这段管道有一些相对的弯度缺少斜度，这些可能造成耳石容易停留。③当 PC 远端臂处于下坡而且有足够垂直度推动耳石向下移动。但这些推测还需要更多的研究和临床实证案例的证实。

综上所述，在变位试验发现眼震为下旋眼震，符合 AC 管石症时，要注意是否是对侧后半规管远端管石症。

（4）重复变位试验在 BPPV 诊断中的意义：一些患者的主诉虽然和 BPPV 有关，但是变位试验阴性，这种现象在初次变位试验经常可见，我们自己观察病例显示 19.12% 的患者可能首次变位试验阴性，而重复检查出现典型阳性结果，这可能和耳石的起始位置有关，最好在第一次变位试验阴性后，进行简单的摇头检查，再进行变位试验，阳性率会大大提高；其次，还有 2 例（60例）患者第二天仍然主诉头晕，再次变位试验证实存在典型耳石症，分析原因可能是后半规管内耳石的消散，可将这种现象称为"可能的疲劳 BPPV"。有学者认为可能是该病自愈，但是应该询问患者最后一次发作的时间。如果最后一次发作发生在数小时前，患者可能是"疲劳 BPPV"，根据患者距离医院的远近，决定患者再次就诊还是休息一两个小时后再进行变位实验。Whitney SL 提出 D-H 是否阳性还和测试时间有关，如果是下午测试，耳石可能在一天的活动中消散，因此不能引出典型的眼震；还有就是如果在进行变位实验前刚刚进行其他前庭检查，这时就有可能因为疲劳而引不出眼震。因此，对 BPPV 切忌武断地告知患者肯定排除，一定要反复检查，毕竟这是最简单的头晕疾病，其他的头晕病因追查要麻烦很多，对医疗资源也是浪费。

理解头晕的共病观念，理解病史问询中可能出现的"陷阱"，理解变位试验假阴性的比例以及意义，这些都会帮助我们最大限度地减少对 BPPV 患者的漏诊。患者永远是医生最好的老师，老师讲的有时可能是错的，但是患者讲的都是对的，不管用我们的知识体系能否解释患者的病情，我们都不能否定事实。不管是发现新的理论和疾病，还是熟悉已有的理论知识体系，都需要在患者中反复实践，才能不断提高我们的水平，丰富我们的知识体系。

在 BPPV 中，有些患者眼震可能和眩晕分离，可能是因为习服使眼震消失，或者因为诱发的体位可以引起眩晕，但是不足以引起眼震，而且对于复位疗效非常好，这些患者称为主观性 BPPV 患者。推测机制可能有：眼震太微弱，观察者难以观察；眼震出现疲劳；没有足够的神经信号引起眼震。这个病在刚刚认识 BPPV 那几年提的比较多，目前的趋势认为越来越少，既然症状不典型，就有其他疾病的可能，因此鉴别诊断日益受到重视，也是减轻 BPPV 泛化的重要环节。

45. 掌握良性阵发性位置性眩晕的眼震特点是鉴别诊断的前提

BPPV 眼震特点：为了做好 BPPV 的鉴别诊断，首先我们要明白不是所有和头部运动有关的头晕都是耳石症，也不是所有变位试验中出现眼震都是耳石症。这里，我们首先要明白 BPPV 的眼震特点，除了 BPPV 眼震方向和所在半规管平面一致，眼震有一定潜伏期，持续一定时间，眼震有疲劳性，还有两个非常特异的特点，在遇到不典型眼震的时候，鉴别诊断非常关键：

（1）渐强渐弱的眼震特点（图 8～图 10）。

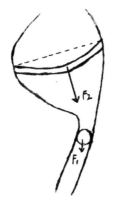
图 8 半规管结石症

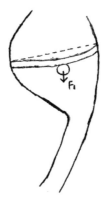
图 9 嵴顶耳石症

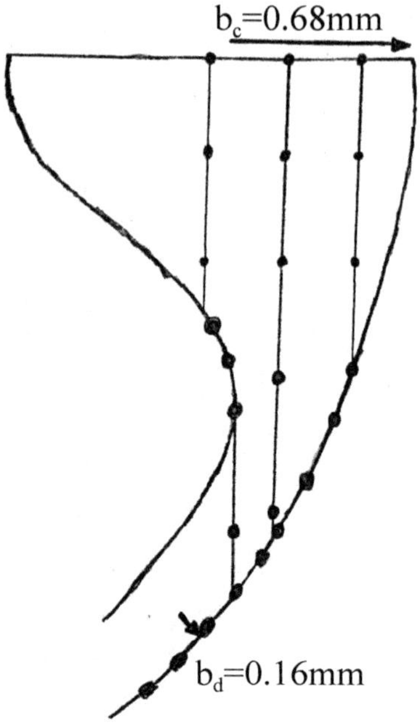

图 10　耳石移动产生的拉力和所处管径截面积的平方成反比

从图 10 中可以看出，壶腹部位直径 0.68mm，半规管直径为 0.16mm，对于 PC-BPPV 患者，直立位时耳石位于耳石移动产生的拉力和所处管径截面积的平方成壶腹位置，当移动到半规管内时，对内淋巴流动产生的影响有很大差别，$(0.68 \div 0.16)^2 = 18$，这个很好地解释了 BPPV 眼震渐强渐弱的重要特点。

（2）方向相反的动作，眼震方向相反（图 11）。BPPV 因为耳石的运动性，可以从 A 到 B 运动，也可以从 B 到 A 运动，并且对壶腹产生的刺激相反，因此眼震方向相反。

当我们不能判断一个位置诱发的眼震是否是 BPPV 时，就可以用这两个特点进行判断，符合的，多半都是 BPPV，而且复位效果都不错；不符合的，多半都不是。

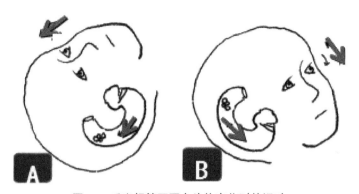

图 11　后半规管耳石在头位变化时的运动

46. 良性阵发性位置性眩晕是一个常见而且疗效明显的疾病，对疑似患者先进行实验性治疗，如果疗效不佳，就要做好鉴别诊断

（1）迷路病变的急性期：迷路病变的急性期各个位置都会出现眩晕，但是，不是特定位置出现有规律的眼震。位置实验是测试头位改变时前庭系统的反应是否正常对称。外周前庭损伤后，大脑和脑干对两个前庭末梢器官不对称的静息信号开始进行生理性适应以及代偿。因为头部的直立位是最经常的位置，因此直立位的代偿最快发生。当处于其他位置时，就会因为代偿的不完全出现眩晕和眼震，这时患者往往有自发眼震，或者有摇头后眼震。

（2）颈性头晕：颈性头晕或者颈性眩晕是否真的存在一直饱受争议，因此，问题多集中在如何诊断以及如何治疗。早在1978 年，Torok N 和 Kumar A 就发现刺激狗的颈部交感神经丛会出现眼震。进行位置实验时，客观检查（眼震）以及主观感觉（头晕感）都需要注意。但是关于颈性眩晕目前争议比较大，很少有位置眼震是由于颈部的扭曲引起。位置改变后出现眼震也要排除颈部扭曲的影响。患者直立位，在保证头位不变的情况下，身体前倾，这样就在排除重力影响的情况下处于相同的诱发位置。如果这个体位仍然引出眼震，就应该考虑是颈部扭转引起的眼震。颈性头晕也有其解剖学基础，颈部有 3 条主要的和头晕有关的神经反射通路。颈眼反射：刺激 $C_2 \sim C_3$ 背根神经节时，同侧外展核神经元兴奋性增高，麻醉后，这种反射消失；颈脊髓反射：颈肌本体觉驱动的肢体反应；颈颈反射：颈部深感觉引发肌肉收缩，抑制过度伸张造成的头部转动，维持头相对于身体的平衡；前庭外周损害时，前庭核介导的 VOR 的 PVP 神经元对颈部深感觉传入信号的敏感性升高，颈部活动性增高；颈眼反射：指因为头和躯干的相对运动（颈部活动），引起眼球的运动。反射源于颈部的神经传入，而非迷路。头部和躯干的相对运动改变了传递到前庭核的头部位置信息，这些传入信息主要来自颈部肌肉的本体纤维，也可能来自颈部关节，或者来自颈椎关节面。正常人中颈眼反射起的作用很小，因为正常人头部固定，定量测试身体旋转时眼球的运动，结果显示非常小。但是，大量的头晕和平衡不稳的患者主诉颈部持续损伤，并且部分患者在头部固定，转动身体时可以记录到眼震。而且，麻醉一侧颈部，可以产生急性平衡障碍。单侧前庭病变的患者，震动颈部也可以出现颈部信号增加。经常有患者主诉颈部肌肉僵硬、颈部肌肉痉挛和头晕的因果关系不确定。如上描述，颈部不正常的传入信息可能引起中枢神经系统接收到错误的头部位置信息，从而引起头晕。这种颈部的传入信息可能因为颈部肌肉的痉挛而更加不可靠。相反，当患者有前庭源性失衡时，维持头部位置稳定的前庭颈反射以及颈颈反射，会代偿性引起颈部活动增多。因此颈性头晕的患者会进入一个"恶性循环"：过多的颈部活动会加重头晕，而头晕又会增加颈部不适感。临床中还有一点个人经验，和大家分享，急性前庭病变后，很多患者就诊时僵着脖子，如果给患者轻柔地做一下摇头后眼震，很多患者反映头晕似乎减轻很多，分析原因，可能就是打破了颈部本体感受器的过度刺激。

颈性头晕的诊断可能就像颈性头痛，曾经有一个阶段非常泛化，又有一个阶段完全否定，最终大家对它的认识会趋于理性和成熟，这也是值得关注的头晕发病机制之一。

(3) 颅内病变：中枢性发作性位置性眩晕 (central paroxysmal positional vertigo，CPPV)。虽然 BPPV 非常常见，但是有些表现类似 BPPV 的患者可能是其他疾病。其中中枢病变因为属于恶性眩晕，值得优先识别，有误诊为 BPPV 的 CPPV 案例报道，应引起临床广泛关注。中枢性发作性位置性眩晕（CPPV）是一组中枢源性的发作性位置性眩晕。常见的病变部位有：①四脑室背外侧部；②小脑蚓部；③小脑小结叶和舌叶；④舌下前核。以上虽为常见病变部位，但不仅限于此。

CPPV 于 1957 年首先由 Riesco-Macllure 描述，后逐渐被更多人认识。Welling DB 和 Barnes DE 治疗的 27 例患者中，1 例效果不好的患者证明为神经胶质瘤，还有 1 例 3 个月内反复发作，每次疗效都不是很理想的患者 CT 证明为后颅窝脑膜瘤。Dunniway HM 报道了 5 例最初诊断为 BPPV 的患者，后来证实是颅内肿瘤，作者提出 3 点要怀疑其他疾病的表现：伴有耳鸣、听力下降、耳闷以及其他 BPPV 患者不常有的神经学表现；D-H 体位检查出现不典型眼震（比如持续下向眼震）；复位治疗效果不好。还有引起位置性眩晕的中枢病变有四脑室肿瘤以及前庭神经瘤的患者表现为位置性眩晕。

因此在进行 Dix-Hallpike 检查时仔细观察眼震方向非常重要，如果出现不典型眼震，尤其对于单纯的垂直眼震，要考虑中枢病变。对于以下特征的眼震，要格外小心：垂直向下的眼震，没有潜伏期，眼震和头晕或者眩晕的感觉不平行；眼震表现为持续性，而非阵发性；反复诱发试验，眼震没有疲劳性；有其他神经科查体的异常；向下眼震可以出现在小脑退化、Arnold-Chiari 畸形、其他小脑绒球病变及四脑室底部的内侧纵束病变。在一项对 50 例单纯垂直向下眼震患者的随访中发现，3/4 有中枢病变的表现，其余 1/4 患者最可能的诊断是 AC-BPPV，这些患者在垂直眼震中都有轻微的扭转成分。而最近关于红外视频眼震三维分析的发展，能够三维分析眼震的方向，在鉴别诊断中起重要的作用，颅内占位如何引起 BPPV 的机制目前仍有争议：一种机制认为是肿瘤压迫前庭前动脉，还有就是在位置实验时，四脑室的肿瘤影响脑脊液的循环，引起颅压的持续改变，因此引起持续的眩晕和眼震。

（4）偏头痛位置性眩晕：这部分是最值得浓墨重彩进行描述和鉴别的部分，会在前庭性偏头痛部分详细讲述。

Dieterich M 在 2016 年综述中提到，前庭性偏头痛是最常见的发作性眩晕疾病。前面我们也讲过，头晕"共病"比较常见，BPPV 为何呈现女性优势，一方面和女性偏头痛高发有关，一方面和老年女性骨质疏松有关。偏头痛头晕发作形式非常多样，几乎可以模仿所有的常见头晕疾病，在临床上非常值得重视。文献指出，21%～83% 前庭性偏头痛（vestibular migraine，VM）患者表现为自发旋转性头晕，17%～65% 表现为位置性眩晕，还有其他漂浮感、昏沉感等表现。文献指出，在 VM 发作期，100% 会出现位置性眼震，89% 为低速眼震（2°/s～7°/s），眼震特点为：76% 患者眼震持续存在，没有潜伏期；69% 为水平眼震，其中 72% 方向不变；19% 为垂直眼震；7.6% 为扭转眼震，最常见的眼震特点为低频低速持续眼震。所以如果遇到以下特征的患者，要警惕可能是 VM，而不是单纯的 BPPV；反复发作；病史 2～3 天；年龄 30～40 岁；低频低速持续眼震；无互换性眼震出现。VM 和 BPPV 的鉴别除了眼震的持续时间以及眼震的类型，还有就是对于复位的疗效。复位治疗偏头痛位置性眩晕应该无效。另外，还要警惕在复位过程中患者过度紧张和头晕太严重，诱发 VM 发作，这点在复位的注意事项中会描述。

偏头痛位置性眩晕产生的可能机制非常复杂，很难解释清楚。有研究提出可能是偏头痛引起的血管紧张以及可能会影响皮层以及脑干结构，从而产生一定的前庭信号。位置性眩晕的产生可能是因为支配前庭小脑束以及前庭神经核的抑制纤维功能异常所致。

（5）耳石器官病变：迷路眩晕的患者中 50% 包含或者只是单纯的耳石器官病变。单独的耳石器官疾病可以引起眩晕症状，也可以合并耳蜗以及半规管病变。主诉上升型或者向一个方向眩晕，或者主诉其他和耳石器官有关的非特异症状的患者中，可能 1/4 的患者和耳石器官功能不好有关。耳石器官的病变和半规管一样，机体也可以进行代偿，但是代偿时间比较短，大约在 3 天左右。

（6）前庭阵发症（前庭功能障碍性位置性眩晕）：前庭神经根入颅区的神经血管交叉性压迫可诱发功能丧失性位置性眩晕。这一概念描述的是不同症状和体征的综合表现，而不是一种确切的疾病。Brandt 和 Dieterich 推荐以下的标准：①短暂而频繁的持续数秒至数分钟的旋转性或复发性眩晕；②特殊头位可致发作频繁，改变头位可减少发作持续时间；③持续的或者发作间歇期的听力减退以及耳鸣；④神经生理学方法可以检测到听觉或者前庭功能障碍；⑤抗癫痫（卡马西平）对控制症状有效。

神经血管交叉性压迫可致第八对颅神经入颅区域局部脱髓鞘

改变，其机制可能为裸露的轴突间的假突触传递或者周围压迫激发并维持过度的中枢性活动，类似于三叉神经痛。

（7）位置性酒精性眼震：位置性酒精性眼震（positional alcohol nystagmus，PAN）是因为酒精摄入较多而产生的一种位置性眼震。当摄入的酒精在血液内的浓度超过一定的临界值（大约 400mg/ml），在头位与重力空间位置发生改变时会产生的一种位置性眼震。从开始摄入酒精人体就开始处理和排泄酒精，排泄速率很恒定。当饮酒时吸收率高于排泄率，酒精的血液浓度就开始上升。停止喝酒后，吸收率低于排泄率，酒精的血液浓度就开始下降。胶顶由于坐落在壶腹嵴上，而壶腹嵴下面就是毛细胞以及富含血管的结缔组织，因此对酒精的吸收和排泄均快于内淋巴。因此当喝酒导致血液内酒精浓度达到或超过临界值时，在位置改变时就可能诱发位置性眼震。

酒精是如何引起位置性眼震的呢？主要是由于弥散进入胶顶和内淋巴的酒精改变了两者之间的密度和比重所导致的。位置性酒精性眼震有两个时相：位置性酒精性眼震Ⅰ（PANⅠ）和位置性酒精性眼震Ⅱ（PANⅡ）两个阶段。正常情况下，半规管内壶腹嵴上的胶顶与内淋巴的密度和比重一致，因此半规管并不对重力产生反应。酒精的密度和比重低于胶顶和内淋巴，当酒精浓度过高时就通过毛细血管弥散进入胶顶和内淋巴。但是酒精弥散进入胶顶和内淋巴的时间不同：摄入酒精后大约 30 分钟，首先弥散进入胶顶，因此胶顶相对于内淋巴变轻，变得对重力改变敏感。临床把胶顶密度与比重变轻这个阶段引起的眼震称之为位置性酒精性眼震 I 型；酒精弥散进入内淋巴的时间相对较晚，摄入 5～10 小时之后，酒精弥散进入内淋巴，而进入胶顶的酒精开始向外扩散，因此使内淋巴比重变轻而胶顶比重变重，胶顶相对于内淋巴成为重嵴顶，仍旧对重力敏感，不过眼震的方向会与轻嵴顶相反。临床把内淋巴密度和比重变轻这个阶段引起的眼震称之为位置性酒精性眼震 II 型。在这两者之间有一个平衡期：内淋巴开始吸收较晚，而胶顶先开始排泄，当两者达成平衡时会在 I 型和 II 型两者之间出现一个没有眼震的短暂期。

I 型位置性酒精性眼震阶段：仰卧位时向右侧卧出现右向眼震，向左侧卧出现左向眼震，呈典型的向地性眼震，很像水平半规管管石症，但是持续时间很长，可达数小时。从坐位至俯卧悬头位改变时产生上向眼震；从仰卧悬头位至坐位产生下向眼震。

II 型位置性酒精性眼震阶段：仰卧位时向右侧卧出现左向眼震，向左侧卧出现右向眼震，呈典型的背地性眼震，很像水平半规管顶石症，但眼震持续时间长。在垂直半规管旋转平面做变位试验，主要引起垂直半规管嵴顶变化。

虽然位置性酒精性眼震特点和 BPPV 类似，但是患者通常有饮酒史，鉴别起来还是相对容易。最近比较新的有关轻嵴顶学说，和酒精性位置性 I 型眼震机制相似，只是嵴顶胶体密度为什么变轻，还不是很清楚。另外，酒精性位置性眼震患者直立头位检查患者眼震时，如果患者的头位不正或向右偏斜，可能会因头位的改变产生位置性酒精性眼震，而被误判为凝视性眼震，好像是向不同方向凝视时产生的眼震。

酒精只是众多毒性物质中的一种，其他如尼古丁和一些药物均可因影响到外周或中枢结构的功能而引发各种不同类型的眼震。严重的酒精中毒可能伴有中枢结构和功能损害而出现凝视性眼震或下向眼震甚至意识障碍。

（8）其他少见疾病：当进行 Dix-Hallpike 体位实验时，位于后半规管长臂的耳石碎片会引起内淋巴液的离壶腹运动，从而产生兴奋性刺激，而坐起后，则产生向壶腹运动引起抑制性刺激，根据 Eward 定律，兴奋性刺激较抑制性刺激强。但是部分不典型患者可能坐起较躺下引起的头晕更严重，这时就需要和其他一些疾病鉴别，如血管调节异常引起的头晕及少见的上半规管裂综合征等，但是这些疾病多伴有其他典型表现，根据其他体征一般可以鉴别。

总而言之，BPPV 是一个非常常见的疾病，而且是治疗效果非常好的疾病，对于怀疑该病的患者，可以先进行实验性治疗，如果反复治疗效果不好，就需要进行进一步的检查，除外其他疾病。

47. 在良性阵发性位置性眩晕的治疗方法中，自然病程自愈也应该引起重视

BPPV 的治疗也经过了一个漫长的发展过程，随着对该病发

病机制的认识，使得治疗发生了革命性的变化。

（1）BPPV 治疗的简单回顾：早期仅仅认识到该病病变位于迷路，因此治疗重点在整个前庭的失传入治疗，后来逐渐认识到病变局限在后半规管并且了解了相关解剖。Gacek RR 提出了单神经切断，效果很好，但是手术的难度很大。随后，随着管石症理论的提出，以及 Money 和 Scott 对单个半规管失能的功能认识，Parnes LS 提出后半规管填塞术。

习服练习包括 Cawthorne 于 1944 年提出的重复练习。早期认为该练习虽然有一定效果，但是疗效不持久，并且这个练习有时成为很多患者的负担，但是也有学者对 BPPV 患者只是应用习服训练，也达到了良好的效果。对于那些不能进行复位的 BPPV 患者行习服治疗，短期内症状就有明显的改善。还有很多学者着重比较了手法复位和前庭习服对 BPPV 的治疗效果。研究比较前庭习服和管复位法的疗效，对于 BPPV 患者，分两组分别训练。一周治疗后习服组 32% 患者眩晕消失，而快速组 52% 治愈。差别没有统计学意义，6 周后治疗效果相同。虽然管复位法很有效，习服治疗仍是一种可选择的方法，尤其是对于某些颈椎或者胸椎疾病难以进行手法复位的患者。习服练习可以用于所有位置性眩晕患者，而管石复位只能用于典型的 BPPV 患者。

目前还不清楚为什么这些练习能够减轻眼震和眩晕，一种解释认为在练习中，耳石碎屑自壶腹嵴脱离，从而在头部运动中不再影响壶腹嵴；另一种解释认为是中枢适应的结果，适应的结果使中枢系统对于来自后半规管的信号反应下降。但是因为很多患者练习后很快恢复，似乎和中枢适应需要的时间不符，Brandt 反对这种适应理论。目前，常用的是 Brandt-Daroff 练习，复位的效果如何，并不取决于脱落的耳石位于哪个半规管，而是取决于眼震持续时间。眼震持续时间很长的 BPPV，复位效果往往欠佳，这时就需要进行习服练习。我的个人经验是 Brandt-Daroff 练习一般前 2 天头晕严重，3 天后头晕减轻，部分嵴顶水平 BPPV 患者，练习后位于椭圆囊侧的耳石会直接落入椭圆囊，症状完全消失，位于半规管侧的耳石则可能落入半规管，出现持续一定时间的水平半规管前臂或者后臂耳石症，继续按照管石症复位即可。习服治疗主要用于复位后的轻度残余症状。在该病的临床表现中，提到平衡不稳是 BPPV 的一个重要表现，有些患者在成功复位后仍然表现为持续的平衡不稳，对于这些患者姿势不稳的原因可能是耳石器官病变后中枢代偿的不完全所致，所以习服训练意义很大。也有学者对 Brandt-Daroff 练习能够预防 BPPV 的复发做了研究，发现虽然练习与否对复发时间没有统计学的差别，但是似乎有延长复发时间的趋势，关于这点还需要进一步研究。

（2）自然病程：流行病学调查中 BPPV 发病的平均持续时间为 2 周（0.5 ～ 104 天），1/3 的患者主诉发作持续超过 1 个月，因为调查中只有 8% 的患者得到了正确的治疗，因此这可能也提示了该病的自然病程。有关 BPPV 的自然病程研究不多，一项前瞻性研究显示 30% 的 PC-BPPV 患者和 53% 的 HC-BPPV 患者在

7 天内眩晕消失，36% 的 PC-BPPV 患者和 11% 的 HC-BPPV 患者眩晕持续超过 1 个月。PC-BPPV 的自愈时间为 39 ～ 47 天，HC-BPPV 的自愈时间为 16 ～ 19 天。以前的研究可能对 BPPV 的自然病程估计的过长，因为很快自愈的患者可能并未就诊。

有关 BPPV 的自愈有如下机制：

①耳石的吸收：BPPV 的自愈目前认为是耳石碎屑被吸收，而耳石的吸收主要有以下机制。

耳石的吸收主要在内淋巴液中进行，一种机制为产生内淋巴液的前庭暗细胞能够吸收漂浮的钙颗粒，它们可能在吸收退化的耳石过程中起一定的作用；还有机制认为耳石的吸收和内淋巴液的低钙（Ca^{2+} 浓度 20microM）有关。Zucca G 将青蛙球囊的耳石分别放在正常成分的内淋巴液（Ca^{2+} 浓度 20microM）及高钙成分的内淋巴液中（Ca^{2+} 浓度超过 500microM），观察 3 周。结果显示在正常内淋巴液中耳石能够很快被溶解（在大约 20 小时内），当内淋巴液中钙成分增加时（Ca^{2+} 浓度 50 ～ 200microM），耳石溶解速度明显变慢（100 ～ 130 小时），而当内淋巴液中钙含量达到 500microM 时，耳石的溶解停止。由此推测慢性 BPPV 患者，可能是内淋巴液中钙的浓度过高，需要更长的时间吸收（2 ～ 6 周），这个和既往的研究中 PC-BPPV 的自愈时间为 39 ～ 47 天，与 HC-BPPV 的自愈时间为 16 ～ 19 天基本相符。内淋巴液对于这种变性的耳石的溶解能力可能是该病自愈的原因之一。现在药物学上尚无法完全解释耳石的物质代谢过程，难以采取药物干预。

随着年龄的增加，球囊退化的同时造成球囊暗细胞的缺失，影响耳石的吸收过程；在对老年绝经妇女的骨质疏松和 BPPV 发病之间的关系研究中，发现钙溶解能力的增加，使得内淋巴液中的游离钙水平增加，影响了耳石在内淋巴液中的吸收。高尿酸血症似乎也是老年人耳石退化高发的一个因素，尿酸的增高引起内环境酸碱度的变化，是否对耳石的吸收也产生一定的影响，还是耳石本身矿质的紊乱，需要以后进一步的研究。70 岁以上的人约有 1/3 有过 1 次或者多次症状，原因可能就是随着年龄的增加，内淋巴液对于耳石吸收能力退化的作用，这个代谢过程还没有完全明白，因此目前也不能采取药物干预。

但是随着对该病物理模型的建立，对该病进行了定性定量的研究，值得一提的是 House MG 建立的物理模型，如果耳石的直径大约为 $10\mu m$，管石症引起症状的数量约为 62 个，嵴顶耳石症则为 490 个，从这个数量可以看出，半规管以及壶腹嵴耳石症引起症状需要达到一定的数量，如果小于这个数量，即使内淋巴液中存在耳石，也不会引起症状。这样就可以解释前面的研究中提到的壶腹嵴或者半规管中发现了耳石碎屑，但是患者却没有 BPPV 的症状，这个也是对管石症及嵴顶耳石症理论的一个重要支持。

②耳石的消散：该病的发病机制中已经介绍，一系列组织学研究在各个半规管都发现了耳石碎屑，而且随着年龄的增加，出

现的比例增加，但是出现耳石的患者并不是都有 BPPV 的症状，在 House MG 建立的物理模型中进行了很好的论证。后半规管 BPPV 患者在反复进行体位实验时会出现疲劳性，耳石在反复诱发过程中消散，达不到影响内淋巴液流体力学的阈值。BPPV 患者在日常生活的自然运动中，就有可能使得耳石消散，从而使得症状消失。

③自行复位治疗：还有一种自愈机制就是可能患者自行进行了复位治疗。健侧卧位数小时是一种对水平半规管 BPPV 有效的治疗，对于 BPPV 患者，一般都会避免诱发体位，对于管石症水平半规管 BPPV 患者，健侧卧位眩晕比较轻，因此一般会健侧卧位，如果就诊时间比较长，自行复位的机会就比较大，有些患者就是无意中采用了这种方式而自己治疗了。

一项研究统计，美国 BPPV 患者从就诊到最终得到恰当治疗的平均时间为 92 周，在这个等待的过程中，就有可能发生了耳石的吸收以及消散，从而使症状消失。

48. 后半规管的治疗中管石复位方法以改良的耳石复位手法为主

管石复位是 Portland 耳科诊所的 Epley JM 首先提出的，复位程序几经修改，目前有很多名称：管石复位程序（CRP）、管石复位手法（CRM）、微粒复位手法、Epley 复位。所有这些方法的依据都是基于 BPPV 是由于后半规管内漂动的耳石引起，复位的目的都是使漂动的耳石通过总脚回到前庭，到底是复位后使得耳石回到椭圆囊从而被前庭暗细胞吸收还是通过复位耳石碎屑在半规管内被分散，通过内淋巴液吸收，目前还有争论。

虽然 Epley 很早就开始使用 CRP 治疗，但是直到 1992 年才公开发表，最初的 CRP 是这样的步骤：①前期工作——确定受累的半规管、眼震的潜伏期以及持续时间。②准备——注射镇静剂东莨菪碱以及地西泮。③复位手法——顺序改变患者头位，当眼震消失后再改变头位。如果没有眼震出现，则估计一个潜伏期以及眼震持续时间的总和（一般 1 分钟以内），然后改变头位，可以反复进行直到眼震消失。④振荡——将一个手持的振荡器以大约 80Hz 的频率置于患侧乳突进行振荡。⑤后期处理——建议复位后患者保持头直立 48 小时，复位可以一周后反复进行，直到症状消失或者 Hallpike 检查眼震消失；目前大部分学者都是使用改良的 CRP，其中最常用的改良 CRP 就是改良的颗粒复位手法（PRM），这个治疗也不需要进行镇静以及颅骨震荡。

最初有关 Epley 复位有效率的报道为一次治疗的有效率为 80%，反复治疗的有效率为 100%，不同的研究报道有效率在 44%～88%。这些研究中复位手法有所改变，很多研究者与医生不使用振荡报道的有效率和 Epley（1992 年）相似。虽然结果显示疗效都很好，但是样本量都比较小，实验设计也不同，难以进行定量的比较。

该病自愈倾向的存在使很多学者对 CRP 的疗效提出了

质疑，这些研究都没有空白对照，不能排除该病的自愈性。Buckingham RA 提出根据内耳的解剖学研究，发现松散的耳石从远离椭圆囊的后半规管臂进入椭圆囊后，当处于直立位时，松散的耳石很容易进入离椭圆囊一端的后半规管臂，仰卧位时，很容易通过总脚再次进入后半规管离椭圆囊臂。回到椭圆囊的耳石碎屑很容易再次进入半规管内，很容易再引起症状。但是事实上复位治疗的近期和远期疗效都得到了肯定，因此推测对于复位治疗的有效应该还有其他理论，相应的耳石的发病机制也可能有其他的理论。

Blakley BW 将 38 例患者随机分为两组，一组进行复位治疗，一组未给予任何治疗。1 个月时随访两组效果没有差别，总有效率为 89%，因此 Blakley 提出复位治疗虽然安全，但是对于治疗 BPPV 没有任何帮助。Blakley BW 认为如果不予任何治疗，到达初次随访时的自然病程为 0.5～2.5 个月，正好与 BPPV 自行恢复的高峰时间吻合。可见 CRM 的疗效可能并不像实际所观察到的那么高。但是 74.2% 的病例发病至就诊时间在 1 周以内，最短者仅仅 3 小时，该部分患者经一次性 PRM 治疗结束后，半数以上（60.9%）症状立刻消失，并无再发，这一结果难以用自愈倾向满意解释。其他有效病例症状的改善速度也明显快于中枢代偿所需时间，因此，CRP 立竿见影的效果也证实了管石症理论。分析研究认为，CRP 组第一次随访症状消失的可能性是对照组的 4.6 倍。

复位过程中耳石可以从一个半规管进入另一个半规管也是一个比较有意思的话题。半规管类型的转化，据我自己的经验及文献描述，主要有以下几种类型：

后半规管 BPPV 复位后，再次进行变位试验，出现强烈的水平向地眼震，因为水平半规管中枢存储效应明显，相同质量的耳石碎屑眼震较后半规管 BPPV 诱发的眼震强烈，这时不要紧张，要好好安抚患者，因为眩晕不但较前更为强烈，而且变为双侧都晕，患者往往都会比较紧张。推测耳石进入水平半规管，这时按照水平半规管管石复位，同时体位限制一夜，效果绝大部分都不错。成功复位后，再次进行体位试验，部分患者，尤其老年患者会出现轻微背地持续水平眼震，这时不用太过关注，患者也往往没有头晕主诉，而且休息一天，这种眼震就会消失，笔者自己推测可能是反复复位过程中，老年人平衡中枢对于反复诱发反应出现一过性功能紊乱。

水平半规管 BPPV 复位最常出现的半规管转化就是向地眼震变为背地眼震，这点提示我们侧别判断错误，及时纠正效果还是不错的。

前半规管 BPPV 的复位前面已经着重讲过，诊断 AC-BPPV 一定要慎重，反复诱发后，很多会出现典型 PC-BPPV 眼震，才能取得良好效果。

对于存在半规管类型转化的 BPPV，效果都会非常好，正是存在变化，才提示确实是半规管中飘动的耳石引起疾病，所以效果一般没有问题。

49. 水平半规管良性阵发性位置性眩晕侧别判断是最困难，也是决定疗效最关键的一步

后半规管 BPPV 经过有效的治疗，有效率在 90% 以上，HC-BPPV 的有效率则在 60% ～ 90%，大部分报道有效率低于 75%，疗效低可能有几个原因：HC-BPPV 患者中更多的患者耳石黏附在壶腹嵴，文献中水平半规管嵴顶耳石症最高达到 27%，远较 PC-BPPV 发病高；或者可能耳石过大，难以通过半规管管腔；还有就是侧别判断错误，因为水平半规管 BPPV 双侧都可能出现症状，因此侧别判断有时很有挑战，侧别判断错误，治疗中使得耳石远离椭圆囊运动，发现管石症转变为嵴顶耳石症。

HC-BPPV 在进行 Supine Roll 变位试验时可出现向地性位置性眼震，向地性位置性眼震分为一过性和持续性。一过性向地性方向改变性位置性眼震为经典的水平半规管良性阵发性位置性眩晕（HC-BPPV）管石症，眼震衰减的时间常数通常很短，< 35 秒。持续性向地性方向改变性位置性眼震是近几年比较受关注的一种类型。轻嵴顶的理论（嵴顶比周围内淋巴的比重低，也可来自内淋巴比重增高形成相对性嵴顶比重降低）是近来解释持续水平向地眼震现象的理论。类似前面鉴别诊断中提到的酒精性位置性眩晕，但是患者往往没有酒精史，而且观察患者预后，个人经验认为不管进行怎样的康复练习，一般都要 10 ～ 14 天缓解，而

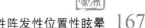

且该类患者头颅 MRI 检查多没有阳性发现，应怀疑是否存在中枢功能性病变。

水平半规管 BPPV 不管是管石症，还是嵴顶耳石症，都是双侧出现头晕，因此侧别判断是水平半规管 BPPV 最困难，也是最关键的一步。

（1）水平半规管 BPPV 侧别判断，有如下方法：通常用水平翻转实验判断 HC-BPPV 的病变侧别，根据 Ewald 定律，水平半规管内淋巴液向壶腹流动为兴奋刺激，较强，背离壶腹运动则为抑制性刺激。对于嵴顶耳石症，当耳石在壶腹嵴上面时，眼震强；耳石在壶腹嵴下面时，眼震弱。Roll test 就是根据这个定律判断水平半规管 BPPV 的侧别，但是这种强度受很多因素影响，比如耳石碎屑在半规管中的位置，头部加速度的角度，有时判断侧别很困难。侧别判断困难，是 HC-BPPV 复位效果欠佳的重要原因之一，因此很多研究提出不同的侧别判断方法。

Casani AP 提出水平半规管 BPPV 患者从坐位到仰卧位可以出现眼震，这个简单的动作包含了复杂的流体动力学过程，当躺下时，位于水平半规管长臂的耳石微粒会产生离壶腹运动，产生抑制性刺激。在仰卧位，水平半规管的壶腹嵴和重力线稍微有些偏斜，因此对于嵴顶耳石症，当仰卧位时，壶腹嵴向椭圆囊偏斜，产生兴奋刺激。由此提出采用 lying-down 眼震来判断水平半规管的病变侧别，对于向地性眼震的患者，lying 眼震向健侧；对于背地性眼震患者，lying 眼震向患侧。对于管石症患者，耳石碎屑可能位于水平半规管长臂，也可能位于短臂，因此在从坐位到卧位后就可能出现方向不同的眼震。黏附在椭圆囊侧壶腹嵴的耳石，在卧位时，因为和矢状位有一定的角度，就会引起壶腹嵴向一个方向的偏斜，因此眼震出现的比例就比较高。因此，LDN 眼震对于判断嵴顶耳石症的侧别意义更大。

Choung YH 提出采用 "bow and lean test"（BLT）判断 HC-BPPV 的侧别，bow 就是坐位头低下 90°，lean 就是坐位头后仰 45°。BLT 就是坐位时观察头部 bow 和 lean 时的眼震，也就是 "bowing nystagmus" 和 "leaning nystagmus"。对于管石症，bowing nystagmus 指向患侧，对于嵴顶耳石症，leaning nystagmus 指向患侧，该试验不需要比较眼震的强度。这个眼震和 Cassani AP 报道的坐位到卧位出现向健侧的眼震和 lean 眼震相似，但是仍有一定的区别。耳石一般位于半规管长臂最低位置，当躺下时，很有可能耳石不动。事实上，只有很少部分的患者出现微弱的眼震，但是当从 lean 向 bow 时，耳石会产生最大幅度的向壶腹运动，引起内淋巴流动，出现很强的向患侧的眼震。

此外，BPPV 侧别和睡眠侧别可能有一定的相关性。随着对该病物理模型的建立，对该病进行了定性定量研究，如果耳石的直径大约为 10μm，引起管石症需要 62 个耳石微粒，嵴顶耳石症则需要 490 个耳石微粒，从这个数量可以看出，半规管以及壶腹嵴耳石症引起症状需要达到一定的数量，如果小于这个数量，即使内淋巴液中存在耳石，也不会引起症状。这样就可以解释前面的研究中提到的壶腹嵴或者半规管中发现耳石碎屑的原因了。正常人半规管中飘动的耳石可能在重力的作用下逐渐沉积，达到一定数量才能够引起症状。因此，BPPV 的发生和耳石碎屑的异常脱落以及重力作用下的逐渐累积有关，那么发病的侧别有可能和患者习惯性的某一姿势引起耳石碎屑的累积有关。关于 BPPV 的发病侧别，von Brevern M 等查询 2001—2003 年有关 BPPV 的文献，对所有确诊的特发病 BPPV 患者的侧别进行统计，发现右侧发病的患者是左侧发病的 1.41 倍，推测可能和睡眠的侧别有关。BPPV 多为老年人，心脏疾病的患病率非常高，因此可能多采取右侧卧位。右侧卧位时，右侧后半规管处于最低的位置，因此脱落的耳石碎片更容易进入，这个可能也是 BPPV 右侧多发的原因。这点可以在不增加患者痛苦的情况下，为侧别判断提供一定的帮助。

（2）水平半规管耳石症的治疗也有几种方法：

"barbecue roll" 是 Epley JM 提出的，该复位是患者从仰卧位开始，向健侧旋转 90°，逐渐旋转一周（360°），翻滚过程中尽量保持水平半规管垂直位。

Lempert T 提出 "log roll"，该复位要求患者身体和头部同时向患侧翻滚 90°，然后迅速向健侧以 90° 翻滚到 270°，每个位置保持 1 分钟，研究中只有 2 例患者，但是都已痊愈。

最简单的是 Vannucchi P 提出的针对向地性眼震的 "prolonged position manoeuvre"，患者健侧卧位 12 小时，35 例患者中 90%

症状缓解，6例转变为后半规管耳石症，采用标准 CRP 治疗良好，有些患者就是无意中采用了这种方式而自愈了。

Appiani 复位法和 Casani 复位法：Appiani maneuver 适用于向地性眼震的患者，而 Casani 复位法适用于背地性眼震的患者。Appiani 复位法：患者坐于检查床，向健侧侧卧，保持2分钟，然后头向下旋转45°，2分钟后，回到直立位。Casani 复位法和 Appiani 复位法很相似，患者坐位，向患侧侧卧，然后头部向下旋转45°，2分钟后，回到直立位，有报道这种方法对向地性眼震的有效率为 90%，对背地性眼震的有效率为 75%。

此处需要重提一下 Gufoni 复位：其实 Gufoni 复位是 Appiani 复位法和 Casani 复位法的组合。这也是国内很多学者讲课都会提到的复位方法。（这部分内容摘自田军茹教授的研究，分享给大家，也致敬田军茹教授这些年在推动国内前庭事业发展方面孜孜不倦的努力。）

2008 年美国神经内科学会和耳鼻喉耳科学会各自发布的 BPPV 指南除推荐 Epley 后半规管复位之外，鉴于复位效果评估大多来自专家或案例报道，缺乏随机双盲对照研究效果的确认，因此对其他复位方法的评级不高。Kang 和 Tusa 根据美国神经内科学会制定的实证治疗效果评定标准，在神经内科学会对 1966—2006 年 BPPV 复位效果评估的基础上，评估了 2013 年为止发表的 BPPV 复位效果文献，根据随机双盲对照性一类研究的数量重新评估了各种复位方法的效果。Gufoni 复位方法在 2008 年发布的两个学会 BPPV 指南中都没有获得推荐，但在 Kang 和 Tusa 的这个效果评级中获得较高等级。随着 BPPV 实践的发展，Gufoni 复位方法也在临床应用中不断发展。

Gufoni 复位法首先由 Gufoni 等（1998）描述，又称 Gufoni 解脱手法（Gufoni Libratory Manuerver，GLM），属于与 SLM 类似的解脱性手法复位，用于水平半规管 BPPV 复位。Gufoni 方法可用于管石症也可用于顶石症治疗。Gufoni 复位法比 BBQ 方法简单，比 FPP 方法快，容易被各类患者接受，成功率为 80% ～ 90%。到目前为止，文献报道对水平半规管管石症中使用 Gufoni 复位法的效果是基本肯定的，评估意见也比较一致。水平半规管顶石症复位难度较大，一直是临床研究的努力方向，提高 Gufoni 复位法对顶石症的复位效果在不断探索中。水平半规管 BPPV 有三种情况：半规管长臂后部耳石，半规管长臂前部耳石，半规管嵴顶耳石。还有一种为持续向地眼震，考虑可能和轻嵴顶有关，但是也不除外有其他发病机制，这里不再做复位介绍。对于这三种情况，如何在不同情况下使用 Gufoni 复位方法呢？

Gufoni 管石症复位法：用于水平半规管长臂后部耳石，也称后臂结石，出现典型的持续一定时间的向地性眼震。复位步骤如下：①患者直立坐位头朝前。②患者快速向健侧侧卧，当头接触到床时要迅速减速。患耳在这个过程中产生两种力：从直立位到卧位时产生的重力，迅速减速时患耳产生的离壶腹力促使耳石碎片向后移动。③头向下转 45°使鼻子触到床，促使耳石进入椭圆囊。在此位置停留 2 分钟并且观察眼震和症状。④患者缓慢恢复直立坐位。此复位手法可连续重复 2～3 次。文献报道 Gufoni管石症复位效果比 Barbecue 法和 FPP 好。

Gufoni 前臂管石症复位法：用于水平半规管前臂耳石出现一过性背地性眼震或背地性眼震朝向地性眼震的转换。复位步骤如下：①患者直立坐位头朝前。②患者快速向患侧侧卧，当头接触到床时要迅速减速。借助重力和离壶腹力使耳石从前部向后臂方向移动，注意观察眼震。③头向上转 45°使鼻子朝上，促使耳石继续向后移动转化成后臂管石症。在此位置停留 2 分钟并且观察。④患者缓慢坐起头恢复直立位。此复位手法可连续重复 2～3 次，观察症状是否消失。必要时可 10～15 分钟后做Supine roll（仰卧位翻滚试验）检测，如果检查阴性说明复位成功，如果眼震方向改变成为向地性，应向健侧按管石症复位，治疗向地性 HC-BPPV。

Gufoni 顶石症复位法：Gufoni 顶石症复位用于水平半规管嵴顶耳石，出现典型的恒定性持续性背地性眼震。顶石症复位的关键是转化成管石症。如何转换呢？有几种不同方法报告可根据情况选择复位步骤如下：①患者直立坐位头朝前。②患者快速向患侧侧卧，当头接触到床时要迅速减速。向患侧卧侧卧促使耳石从壶腹部位游离出来，向水平半规管后部移动。注意观察眼震。③最后患者缓慢恢复直立坐位。此复位手法可连续重复 2～3

次，观察症状是否消失。必要时可 10 ～ 15 分钟后做 Supine roll 检测，如果眼震方向改变成为向地性，应向健侧按管石症复位。

不少学者提到，顶石症实际上也可分为两种：牢固黏附的顶石症和松散黏附的顶石症。前者无论用头向下还是头向上可能很难复位，即使是 FPP 长时间患侧卧依靠重力，也很难把耳石游离出来。有人认为这是真正意义上的顶石症，我倒是觉得可能有其他发病机制。后者由于黏附不紧密通过运动比较容易转换，一是转换成前臂管石症通过头向上转 45°，对某些特定位置的耳石有机会或者有可能一步复位；二是脱离嵴顶转换成游离耳石，再按管石症复位。

此外，顶石症的耳石可从嵴顶的两侧同时黏附在嵴顶上，分别位于椭圆囊侧，部分位于半规管侧。这里把个人经验分享给大家：早期 Gufoni 复位没有那么盛行的时候，遇到持续背地眼震的 HC-BPPV 患者，我会让患者回家自己进行康复练习，这个报道也曾发表在中国耳鼻咽喉头颈外科杂志，患者反馈的效果非常好，一般主诉前两天头晕严重，第三天开始症状减轻，但是减轻的形式分为两种，一种为症状完全消失，一种为头晕时间变短，推测前者为椭圆囊侧的嵴顶耳石症，通过康复练习，脱落的耳石直接进入椭圆囊，后者为半规管侧的嵴顶耳石症，通过康复练习，耳石碎屑脱落进入半规管成为管石症，按照管石症复位，效果良好。

50. 确诊的前半规管良性阵发性位置性眩晕的复位效果较好

关于 AC-BPPV 的诊断前面已经讲过，发病率确实很低，诊断一定要慎重，因为位于后半规管短臂的耳石症也会出现类似前半规管耳石症的表现。如果确实诊断明确的 AC-BPPV，复位效果也不会太差。

有关复位方法，文献中提到的也有不少，Honrubia V 提到反 Epely 复位，4 例患者中成功 2 例。但是我曾经采用的模型显示，反 Epley 在第 3 个位置时耳石并不能通过半规管进入椭圆囊，因此临床上这种方法有待验证。

Crevits L 治疗难治性 AC-BPPV，具体为先后仰 60°保持 30 分钟，然后快速尽量低头，使头顶接近垂直，保持 24 小时。治疗中如果头太向前低，有可能耳石黏附在壶腹嵴。后仰过程如果太快，有可能进入后半规管。整个治疗过程比较长，很多患者难以耐受。因此建议在不能判断侧别的时候，行半规管填塞术前考虑进行此治疗。

针对 AC-BPPV，目前比较通用的是韩国人提出的 Yacovino 复位（图 12）。AC-BPPV 都是双侧引起眼震，这种方法不需要判断 AC-BPPV 的侧别。这个复位方法其实非常简单，甚至和每天起床的方法一样，由此推测临床中 AC-BPPV 发病率非常低，是否与容易自我复位有关呢？

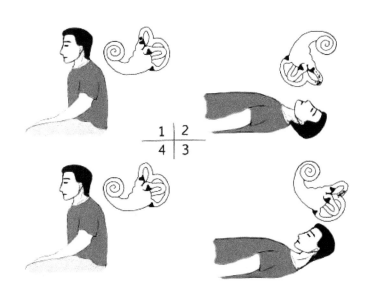

图 12　Yacovino 复位

　　除了这种方法，还有海军总医院耳鼻喉科李进让主任提出的李氏复位法（图 13），这个方法也非常好，可以不用判断侧别，直接复位，不管对于 PC-BPPV，还是 AC-BPPV 都有很好的效果，尤其对于初学者，值得推荐。

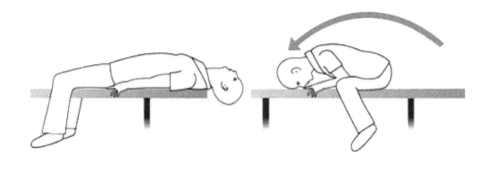

图 13　李氏复位法

但是前面体位试验中已经提到，AC-BPPV诊断要慎重，部分可能是位于后半规管前臂的假性AC-BPPV，这点在治疗中同样值得注意。

51. 良性阵发性位置性眩晕治疗时根据复位时出现的眼震判断需要治疗的次数

进行复位治疗时，如何达到最佳的治疗效果，而对患者的不良反应又最小，到底是应该每次治疗仅进行一次或者一定次数的复位，还是每次治疗反复进行复位，直到眼震消失？回答这个问题，我们首先回顾一下有关治疗需要的复位次数的研究。Wolf JS治疗107例患者，74.7%的患者一次治愈，15.9%的患者2次治愈，2.8%的患者需要3次才能治愈，6.6%的患者治疗3次未愈，平均需要的复位次数为1.23次。Macias JD报道需要的复位次数为1.36次；Gans RE治疗376例患者，79%的患者1次治愈，17%

的患者需要 2 次，3.5% 的患者需要 3 次，0.05% 的患者需要 4 次，平均复位治疗次数为 1.3 次。Macias JD 治疗 102 例患者，70.6% 的患者需要 1 次，20.6% 需要 2 次，8.8% 的患者需要 3 次，平均复位治疗次数 1.38 次；Dorigueto RS 提出 40% 的患者只需治疗 1 次，28.3% 的患者需要 2 次，41.7% 的患者需要治疗 3 次以上，平均复位治疗次数为 2.13 次。

从以上可以看出，大部分患者一次复位治疗就可以痊愈，与治疗次数有关的因素主要在于嵴顶还是管石症。Dorigueto RS 的研究中需要的治疗次数平均为 2.13 次，较其他研究多，可能是研究中嵴顶耳石症的患者比较多（嵴顶耳石症占 43.3%）。

我们可以根据复位时出现的眼震判断需要治疗的次数，因此密切观察复位中眼震的方向及变化，对于我们判断疗效非常有价值。在复位过程中如果在第 2 个或者第 3 个位置没有出现方向相同的眼震，或者诱发体位之后的位置出现了反向眼震，就需要进行再次治疗。复位过程中半规管类型的转化值得关注，这部分在复位治疗中有详细介绍。

Epley 最早提出复位时建议每次治疗反复进行复位直到眼震消失。Gordon CR 认为反复复位和只进行一次复位患者的耐受相似，疗效相似，似乎每次治疗反复复位临床应用起来更加方便，而且不增加不良反应，一次治疗中反复复位直到眼震消失，给患者一个心理暗示，会让他们感觉有效。

52. BPPV 治疗中乳突震荡基本不采用

最初 Epley 描述的 CRP 中，使用乳突机械震荡，认为这个有助于耳石的松散。文献中大部分没有采用震荡的治疗都取得了比较高的有效率。2000 年，Hain TC 做的大型研究比较了 44 例加用震荡和 50 例没有震荡的患者的疗效，发现成功率为 78%，两组之间短期和长期疗效都没有明显差别，所以目前临床上基本都不采用乳突震荡。

53. 后半规管良性阵发性位置性眩晕复位后体位限制本身意义不大

另一个争论是关于复位后是否需要进行体位限制。Epley JM 最初要求患者 CRP 后保持直立位 48 小时，除了保持直立位 48 小时，还有学者建议患者治疗后避免患侧卧位 7 天。治疗后患者需要保持头部直立的时间也几经修改，这个要求是为了防止回到椭圆囊的耳石再次回到后半规管。大部分报道建议 48 小时直立，Herdman（2001 年）建议患者使用软的颈托，治疗后保持头部直立 24 小时。很多患者不能接受一夜坐在椅子上，对于这类患者，作者一般选择早上治疗，嘱咐患者白天尽量保持直立。很多研究对体位限制做了观察和分析，目前比较公认的是复位后保持直立位 48 小时，这对于复发和疗效都没有明显帮助。我个人认为，PC-BPPV 复位后体位限制本身意义不大，但是嘱咐患者限制健侧卧位一夜，对于患者心理建设比较有好处，可以减少担忧。

54. 复位的不良反应报道不多，但是复位过程中要特别注意保护患者，以防突然跌倒

关于 BPPV 复位治疗不良反应的报道很少。Froehling DA 提出治疗中呕吐以及因为颈部病变不能耐受复位的问题。Yimtae K 的研究中 6.9% 的患者复位后出现晕厥，出汗，苍白，低血压，这些可能是反复复位过程中边缘系统受到刺激引起。Prokopakis EP 在 CRP 治疗中发现 8% 的患者出现严重的恶心和眩晕，83% 的患者在复位 48 ～ 72 小时后出现平衡不稳或者头昏沉感，这可能和耳石碎屑回到椭圆囊引起异常刺激有关，这部分会在后文进行详细介绍。

有研究认为关于复位中引起恶心呕吐等自主神经症状，多出现在发病前几天的患者，对于发病超过 1 个月的患者，很少出现自主神经症状，可能和中枢适应有关。

还有一个可能的不良反应值得关注，对于有偏头痛的患者，复位中高度紧张及剧烈的眩晕可能诱发偏头痛或者偏头痛头晕发作。曾有 1 例年轻女性，主诉在外地曾诊断为耳石症，反复发作，每次 3 ～ 4 天自行缓解，曾有一次进行复位治疗，治疗后症状明显加重，持续 7 天左右才缓解。当然这个年龄有反复发作的耳石症，诊断本就值得商榷，但是最后这次复位后明显加重，提

示我们可能复位再一次诱发了前庭性偏头痛发作。

临床中，我们还经常遇到一种情况：复位成功，患者下床后出现坠落感以及跌倒感。

BPPV 患者在耳石复位坐起来时为什么会突然跌倒？这是不是耳石危象？最早在梅尼埃病中描述过的耳石危象，通常出现在疾病后期较严重的阶段，但并不是每例患者都会出现。这是一种没有预警，没有意识丧失，但好像突然猛烈被推倒或拉倒至地面的感觉，且有跌倒在地的现象。症状消失很快，患者可以站起来，继续之前做的事（除非同时有急性眩晕发作）。一般研究认为耳石危象是由于耳石器官（椭圆囊或球囊）突然受到机械刺激所引发的前庭脊髓反射，突然丧失前庭脊髓张力所致。这在高响声刺激患耳出现突然跌倒伴同侧眼倾斜反应（ocular tilt reaction，OTR）患者那里得到证实，下肢肌肉记录到潜伏期短暂的前庭脊髓反射（Brandt，1988），在梅尼埃病伴突然跌倒患者的病理检查发现椭圆囊耳石膜损害（Calzadaet，2012）。

耳石复位出现突然跌倒是否为耳石危象？Robert 和 Gan（2008 年）也报道 Epley 复位最后一步时出现突然跌倒。这可能与复位最后一步耳石或耳石碎片通过垂直半规管结合部（总脚）落入椭圆囊时，耳石或者由耳石推动的内淋巴流体波对囊斑造成刺激，引发前庭脊髓反射，使抗重力肌突然丧失张力，因此类似于耳石危象。虽然这种突然跌倒的发作短暂，很快消失恢复正常，但患者对此经历非常害怕惊恐。患者感觉好像被推拉到地面，推拉方向与 VSR 肌反应变换，可能取决于耳石与囊斑间的相互作用。

鉴于复位出现突然跌倒的可能性，提醒医生在做复位过程中要特别注意保护患者，迟发者甚至可在复位 30 分钟后产生。

55. 难治性良性阵发性位置性眩晕的治疗首先是要明确是否是真的良性阵发性位置性眩晕

诊断明确的 BPPV 需要的复位次数一般在 2 次以内，但是临床上确实有部分反复复位无效的患者，当然确实有部分难治性 BPPV，下面也会对可能的原因做一简单分析，但是面对这样的患者，首先要明确患者是否真的是 BPPV。

难治性 BPPV 的原因目前不清楚，推测一个原因可能是后半规管膜迷路阻塞，这个原因在对 2 例难治性 BPPV 患者的 MRI 中得到一定的证实，这 2 例患者 MRI 发现水平半规管内充盈缺损和皱褶；另一个原因可能是耳石太大，而半规管太细，导致复位的失败，但是这个原因没有影像学的支持。我个人确实遇到几例该类型的患者，变位试验出现典型的 PC-BPPV 眼震，但是眼震非常强烈，考虑和脱落的耳石数量有关，进行复位时，后面两个位置都没有出现同向眼震，患者的复位效果也不理想，考虑耳石太大，难以通过半规管弯曲的部分，嘱咐这类患者进行康复练习。几天后复诊，眼震强度减弱，复位出现二次同向眼震，取得了很好的效果。当然这个只是推测，很难得到直接的证据，分享给大家，供参考。目前比较公认的是外伤性 BPPV 与伴发内耳病变的 BPPV 是难治性 BPPV。

外伤后引起的 BPPV 引起了大家的注意，并且还有学者着重比较了外伤性和原发性 BPPV 在治疗效果以及治疗方式的不同。头部外伤引起 BPPV 在所有病因中占 15%，手法复位一次的效果明显不如原发性 BPPV，而且复发率比较高。笔者也认为在头部外伤后行 Dix-Hallpike 检查明确有无 BPPV 很有必要。2004 年 Gordon CR 再次分析了 247 例 BPPV 患者中有 21 例 (8.5%) 符合外伤后 BPPV 的诊断报道，与特发性 BPPV 相比，外伤性 BPPV 的发病率虽然不高 (8.5%)，但是治疗起来更加困难，需要更多的治疗次数才能治愈 (77% 的外伤性 BPPV 患者需要多次治疗，而特发性者只有 14% 需要多次治疗)，复发率也更加高 (分别为 57% 和 19%)。

梅尼埃病伴发的 BPPV 多呈现反复发作或者持续型，分析其难治的原因可能有以下两个：一个原因是梅尼埃病造成半规管的部分阻塞，造成阻塞的原因一是膜迷路反复积水，最终会失去弹性，导致膜迷路向内的塌陷，造成狭窄甚至粘连；二是扩张的球囊也可能部分阻塞半规管，这点在梅尼埃病患者的颞骨标本中已经得到证实，还有就是半规管中的耳石也是造成阻塞的部分原因。半规管部分阻塞后，耳石仍然能够在半规管中运动，因此仍然能够出现诱发体位的有一定潜伏期的眼震，耳石在半规管中的分散会产生疲劳性，同时这种分散也可能解释 CRP 的部分效果，但是这种部分阻塞却可能阻止耳石碎片向椭圆囊的运动。半规管的部分阻塞能够解释持续性 BPPV，但是很难解释反复发作的BPPV。另一个关于梅尼埃病患者伴发难治性 BPPV 的机制是：积水造成耳石器官的损伤。积水会通过直接破坏以及压迫耳石器官的供血血管引起耳石器官囊斑的损伤，导致耳石碎屑的脱落。梅尼埃病的反复积水发作就会对耳石器官的囊斑反复损伤，还可能导致囊斑的纤维化，这样就导致半规管中出现持续存在的耳石，囊斑的损伤更能够解释管石症和反复型以及持续型 BPPV 同时存在。

56. 平衡不稳是良性阵发性位置性眩晕的一个重要特征

有些 BPPV 患者还伴有平衡障碍，平衡不稳是 BPPV 的一个重要特征。有些患者甚至在成功复位后仍然出现一定程度的不稳，关于平衡障碍的机制，很多研究进行了探讨。

（1）复位前出现的平衡不稳：在德国的 BPPV 流行病学调查中，一半的患者在 BPPV 的发作间歇期有平衡不稳的表现，虽然仅有 1 例患者表现为跌倒，但是跌倒在老年人中比较常见，老年BPPV 患者中有 78% 的患者出现过跌倒。Baloh RW 推测是受累半规管反应异常引起 BPPV 患者的姿势不稳定，也有学者提出嵴顶耳石或者管石对内淋巴流动产生的影响会引起 BPPV 患者的运动敏感性，对平衡产生影响。异位的耳石对于平衡能力确实有一定的影响，但是对于继发性 BPPV 患者，治疗前眩晕残障程度评定量表（DHI）普遍较高，提示功能受损的就不仅仅是 BPPV 的后半规管，而是和广泛的前庭外周系统病变有关。因此，变位诱发的眩晕可能是在快速头部运动时引起的步态以及平衡不稳症状中的一个。

（2）复位后的平衡不稳：BPPV 的治疗经过了一个漫长的过程，随着对该病发病机制的认识，治疗发生了革命性的变化。管石复位是 Portland 耳科诊所的 Epley JM 首先提出的，其后根据不同半规管类型，提出了系列复位方法，取得快速而持久的症状缓解，称为指南中首先推荐的治疗方法。但是，几项研究显示复位治疗后 48～72 小时有平衡不稳以及头重脚轻，发生率为 36.6%～61%，并将其命名为残余头晕（RD），表现为非位置相关、非旋转性、持续性昏沉感及不稳感，最常见的症状为昏沉感（63%），其次为漂浮感。我们自己的数据显示，按照 RD 是否影响日常生活，分为轻度 RD 和重度 RD，发生的比例分别为 21/44（47.7%）和 10/44（22.7%），总计 70.5%。分析和文献中比例的差异，轻度 RD 患者不需要任何干预，表示完全可以承受。我们的研究显示，出现头沉的比例和半规管类型无关，这点和既往研究基本吻合。

文献对 RD 出现的相关因素做了研究，为了避免内耳基础病变对 RD 的影响，研究中多采用特发性 BPPV 患者进行研究。研究中显示和病程有关，以 7 天分界，发病时间越长，出现 RD 的比例有所增加，可能和发病时间越长，对患者造成的身心压力越大有关。这点在其他文献中也得到证实，提示我们对于病史比较长的 BPPV 患者更加容易出现 RD 的表现，要给予足够的关注。文献中还显示年龄可能和 RD 的出现相关，虽然年龄在文中并未显示明显的阳性结论，但老年人存在多种可能影响平衡的因素，视觉以及本体感觉的下降、前庭系统的退化、基础疾病高发、长期服用的药物较多、药物副作用也比较常见，尤其是 70 岁以上患者，更容易出现 RD，也值得关注。

有关 RD 的发生机制，学者们做了很多研究，目前提出可能的机制有：一是耳石数量很少，不能引起眩晕，但是可能引起昏沉感。二是因为耳石回到椭圆囊，引起椭圆囊传入信息的改变，而中枢需要一定的时间对这一信息的改变进行适应，耳石器官的传入信息大部分为前庭脊髓反射，当双侧耳石器官传入信息不对称时，就会出现姿势的不稳定。Inagaki 做了耳石回到椭圆囊对椭圆囊影响的实验，耳石回到椭圆囊的瞬间，椭圆囊电位出现。增加针对目前的可能机制，研究也对干预效果进行了一定的研究，使用改善微循环以及倍他司汀会减轻 RD 的持续时间。三是与耳石器官功能低下有关。对于复位后仍然平衡不稳的 BPPV 患者，尤其是继发性 BPPV，功能受损的就不仅仅是 BPPV 的后半规管，而是和广泛的前庭外周系统病变有关，即使成功复位后，这些基础病变仍然存在，仍然会引起平衡不稳。

仔细分析这些可能的机制，耳石数量过少，但是如果是内淋巴中有飘动的耳石碎屑，那么产生的头晕就应该是体位相关的，而目前公认的 RD 标准为持续性的非旋转性、非体位相关的头晕，而且对于该类患者，采用习服治疗应该取得很好的效果，但是临床经验确实显示部分患者习服后症状加重，似乎有一定的矛盾。机制二中提到可能和耳石碎屑回到椭圆囊重新需要适应有关，但是耳石器官的病变适应过程一般只有 3 天，针对 BPPV 成功复位后的 RD 研究中，有采用主观垂直视觉（SVV）对复位成功前后椭圆囊功能进行检查，发现复位前的 BPPV 患者 5 天以内就诊者，SVV 检查 100% 出现异常，而 5 ～ 8 天就诊的 BPPV 患者，SVV 异常率则降为 54%，也同样提示耳石器官病变的代偿时间不长。但是有关 RD 的自然病程研究显示，大部分患者残余症状 20 天消失，这个时间都比耳石器官代偿的时间要长，提示存在代偿不良。代偿不良的原因主要是老年人普遍焦虑水平偏高，但代偿过程中过高的焦虑水平，引起恐惧性姿势回避，从而加重代偿不良，研究也证实给予抗焦虑药物能显著降低 RD 的发生率。研究表明在 BPPV 手法复位成功（眼震消失）后的患者中，29.2% 伴有肯定的焦虑。文献采用 DHI 问卷定量分析 BPPV 成功复位后的头晕，显示 DHI 得分虽有明显提高，尤其是 DHI 量表中 Emotion（情感）部分。我们的研究也显示了相似的结果，复位后是否发生头沉与躯体及功能得分明显相关，虽然目前数据和情感得分相关性为 $P=0.06$，随着样本量增加，很可能会出现统计差别。

心理因素是头晕发病中非常值得重视的方面，前庭疾病和心理疾病之间可能存在交叉，头晕患者中，心理性疾病发生的比例较一般人群高 5 ～ 15 倍。焦虑和平衡系统存在交叉，使得急性前庭事件后容易引发较高的焦虑水平，从而引起代偿不良。两者之间的关系还可以从临床找到证据，部分头晕患者可以通过 SSRI 类药物明显获益，而 SSRI 戒断综合征的表现之一就是头部运动时出现眩晕或者头晕。心理因素在 RD 的发生中尤其重要，对于年龄偏大，病史超过 7 天以上，既往曾有耳科基础病的 BPPV 患者，是复位后 RD 的高危因素，治疗中要提前给予患者交代，进行很好的心理建设。患者对 RD 的发生有了一定的预期，就不会产生过度的焦虑和担心。必要时提前给予合理的药物干预，就会大大缩短患者 RD 的时间。对于反复不缓解的患者，要积极考虑全身因素的影响，必要时采用体位性眩晕康复锻炼，也会对患者有所帮助。

2015 年 Barany 协会将前庭症状分为急性前庭综合征、发作性前庭综合征及慢性前庭综合征。在慢性前庭综合征的发病中，除了原发性中枢以及全身系统疾病，大部分为知觉性头晕（PPPD），而且该名词也正视列入 ICVD 疾病分类中。PPPD 的临床表现和目前的 RD 标准除了发病时间、症状有很多相似之处，因此对于 BPPV 后的 RD 要及时识别，及时给予干预，避免患者长期处于代偿不良状态，发展为 PPPD。

既往 RD 发生的生理机制多关注在前庭系统病变，但是前庭症状的发生和情绪系统以及全身系统都有关系。前庭系统和自主神经系统之间也有一定的神经通路。研究显示，复位成功的BPPV患者中，至少35%患者直立倾斜试验以及体位性血压有一项异常，而且RD组明显升高。有RD组和无RD组相比，体位性低血压的发生率分别为43%和3%，有无RD组心脏本身功能检查并无差别，提示这些改变因为前庭功能引起。我们推测VSR在体位改变中维持BP的稳定起一定的作用。而且研究中除了持续性头昏沉感，首次将RD的标准纳入了部分间断的、体位变化或者头部运动诱发的轻微不稳感。这点也提示我们在复位后部分患者仍有轻微的体位性头昏沉感，要考虑全身因素的影响，不要只将康复锻炼作为主要治疗手段。其次，还需要进行全面检查，部分患者可能伴发中枢肿瘤，也需要谨慎排除。

以上介绍的是我们自己的一项临床观察，但是，这项观察也有一定的不足。首先，患者年龄偏大，而高年龄人群因为全身基础病以及药物使用较多，本身存在头沉感的比例比较高，虽然问卷调查中已经给患者强调新发的RD计入本次研究，但是头晕患者主诉有时会有偏差，个人感受度也有很大的不同，可能对结果有一定影响。其次，本文未涉及与BPPV密切相关的偏头痛发病病史，偏头痛病史对头晕以及焦虑的发生率都有一定的影响。本文作为初步探索，希望能够为临床提供初步的干预依据，也为以后的研究抛砖引玉，希望临床中广大从事眩晕诊疗的医生都能够重视该现象，能够更好、更彻底地解除BPPV患者的痛苦。因此

BPPV 的治疗，复位是首选，但是也要有其他辅助治疗手段，药物、康复都不可缺少，才能使得患者达到真正的痊愈，而不是仅仅眼震消失的体征痊愈。

57. 良性阵发性位置性眩晕是一个有复发倾向的疾病，除了部分引起复发的因素有相关性外，其他因素还需要大量本研究探讨

BPPV 是一个有复发倾向的疾病，一年的复发率大约为 15%，Epley JM 最早报道的 30 个月的复发率为 30%。Beynon GJ 对以前关于 PRM 长期复发的研究做了综述，这些随访时间大部分都在 3 年以内，复发率在 18% ～ 34%。最高的复发比例为随访 30 个月达到 45%。流行病学调查中报道 44% 的患者为单次发作，56% 的患者为反复发作，虽然调查中有 25% 的患者随访不足 1 年，但是仍然可以得到结论不足一半的患者是单相病程。56% 的复发比例和以前文献中的长期随访中 50% 及 55% 相似。

如何控制复发，首先得了解 BPPV 的病因，包括继发性 BPPV 及特发性 BPPV。

（1）外伤性以及伴有内耳病变的 BPPV：外伤引起的 BPPV 是否更容易复发，不同的研究存在争议。也有研究认为外伤及迷路炎只是影响疗效的因素，对复发并没有明显影响，而伴发内淋巴积水及中枢性头晕的患者复发率比较高。

一直认为温度实验异常似乎表示内耳存在着包括耳石器官在

内的广泛的病变，而耳石器官的病变是引起 BPPV 的先决条件，因此似乎温度实验异常的患者复发率会高一些。Molina MI 对 BPPV 患者 CRP 后 180 天、360 天进行双温试验，CP 的异常比例从就诊时的 25% 降至 360 天时的 16%。由此可以看出双温试验不能作为判断 BPPV 长期预后的一个方法。

有研究提出不同半规管 BPPV 复发比例可能不同，但是这个结论也有争议，多半规管受累似乎对复发有一定的影响。不同的复位方式似乎对复发有一定影响。文献显示 Smont 复位后，随访 6 ～ 30 个月，复发率仅为 18%，复发率似乎比 Epley 复位低，但是因为临床中 Semont 复位应用不如 Epley 复位广泛，我们也没有太多经验，但是从理论上分析，似乎应该复位方式影响不大，倒是特发性 BPPV 的可能相关因素，我们可以多多关注，对于反复复发的患者，应该从这些相关因素中找找原因。

(2) 特发性 BPPV 可能相关发病因素：前面已经提到大部分 BPPV 患者，没有明确的病因，称为特发性或者原发性，但是关于这些患者可能相关的发病因素，学者们也做了大量的工作，期待能找到和该病发病相关性非常好的因素，为揭示病因以及预防复发提供一定的帮助，这也是流行病学研究中重要的一部分。

①年龄：2007 年德国调查中 BPPV 的平均发病年龄为 49.4 岁，比以前报道的 53 岁和 52 岁略年轻。发病年龄不受性别的影响，35 岁以上发病率开始增加，35 岁以下发病率很低。60 岁以上的老年人中 BPPV 的患病率是 18 ～ 39 岁人群的 7 倍，80 岁

时 BPPV 的累积发病率可以达到 10%。与 Baloh RW 的报道有所不同，德国调查中没有发现继发性 BPPV 患者的发病年龄比特发性年轻。不管是 PC-BPPV 还是 HC-BPPV，高发年龄均为 60 岁，两者在发病年龄分布相似。耳石的脱落概率随着年龄增长逐渐增加，这也是目前解释特发性 BPPV 最常见的相关因素。但是年龄可能不是独立危险因素，而是和年龄相关的一系列变化的综合。

②性别：女性高发，这在不同的报道中几乎得到公认。报道中女和男的比例在（1.5～3.0）：1，但这种性别差别似乎只在特发性 BPPV 明显，继发性 BPPV 不明显。德国调查再次证实了女性的高发倾向，对年龄进行校正后，女性发病的比例是男性的 2.4 倍，但如果再将偏头痛进行校正，性别与 BPPV 之间的关系就不明显了。因此 BPPV 中女性高发可能与女性偏头痛高发有关，这点在其他研究中也有报道。此外，老年女性 BPPV 高发还可能与广泛存在的骨质疏松有关，钙代谢紊乱，一方面耳石形成不足，另一方面游离钙的增加又引起内淋巴液钙浓度增加，导致脱落耳石吸收障碍。也有观点认为 BPPV 的研究都是针对就诊患者，而男性可能因为工作或其他原因不就诊，导致一定偏倚。

③偏头痛：德国调查发现 BPPV 与偏头痛之间有明显相关性，特发性 BPPV 患者中偏头痛发生率是继发性 BPPV 患者的 3 倍，BPPV 患者中偏头痛发生率是相同年龄性别对照组发生率的 2 倍，偏头痛可能引起迷路动脉痉挛、椭圆囊供血不足、耳石脱落，从而引起 BPPV。

④氨基苷类等耳毒性药物：组织学研究明确证实使用氨基苷类药物后 6 个月内会引起壶腹嵴嗜碱颗粒的沉积，引发 BPPV。

⑤糖尿病：Cohen HS 发现 14%BPPV 患者伴有糖尿病，平均年龄 65 岁，较没有糖尿病者（56 岁）年龄大。美国糖尿病发病率 50 岁以下低于 2%，50 ～ 64 岁为 5.7%，65 ～ 74 岁为 9.2%，75 岁以上为 12%，BPPV 患者中糖尿病的发病率在以上年龄段分别为 6%、10%、20% 及 43%，发病率较正常人有明显差别。糖尿病如何引起 BPPV 目前不明，可能和糖尿病引起的神经退行性病变及微循环病变导致内耳供血不足有关，而且糖尿病患者在病毒感染及外伤后恢复较慢，也会加重症状。

⑥高血压，高血脂：德国调查还发现 BPPV 与高血压、高血脂之间有一定关系。理论上讲，高血压及高血脂会引起内耳血管损伤，内耳缺血导致耳石容易脱落从而引起 BPPV，但目前为止，BPPV 与这些血管因素之间的关系仍不明了。

⑦后循环缺血（PCI）：几项大规模研究都显示 PCI 可能是 BPPV 的易感因素，德国调查中也显示 BPPV 与中风之间有一定关系。PCI 会引起内耳供血不足，耳石代谢受影响。值得注意的是，虽然只有不到 1% 的 PCI 表现为单纯眩晕，但在诊断 BPPV 时一定要除外中枢性位置性眩晕。

⑧鼻窦炎：1969 年，Coats AC 曾提出鼻窦炎与前庭神经元炎有关，但他未提及 BPPV。Haid T 报道 30 例同时伴有鼻窦炎与眩晕的患者，但没有具体描述两者的关系。Cohen HS 就眩晕

发作前 7 天内的外伤、鼻窦疾病、受凉及感冒对 176 例 BPPV 患者进行问卷统计，虽然绝大部分患者没有在眩晕发作前诊断为病毒性鼻炎或者鼻窦炎，但 56% 的患者曾主诉有流涕、咳嗽、鼻塞、发热等症状。两者的关系需要进一步研究。

⑨ 吸烟：Cohen HS 对 176 例 BPPV 患者的问卷调查中，15% 的患者吸烟，男性 23%，女性 10%。美国肺癌协会的数据显示普通人群中 23.5% 者吸烟，男性 25.7%，女性 21.5%，吸烟的比例在 BPPV 与普通人群中没有明显差别，但女性 BPPV 患者的吸烟率低。吸烟会损伤鼻、咽部黏膜，容易引起感冒、鼻窦炎等；吸烟还会引起血管病变，影响末梢循环，这些都是 BPPV 的诱发因素。

⑩ 家族性：Gizzi M 报道家族中有患 BPPV 的患者，其他成员患该病的可能性是没有家族史的 5 倍，提示囊斑的发育程度可能是 BPPV 家族高发的一个原因。

虽然以上罗列了如此多可能相关的因素，但是相关性如何，除了年龄、性别、偏头痛，目前对其他因素难以做出完全肯定的结论。或许通过大范围的流行病学的研究，能够揭示出一些可能的关系，为预防该病的复发提供更加肯定的帮助。

58. 预防良性阵发性位置性眩晕复发是非常重要的问题

Helminski JO 就每天 Brandt-Daroff 练习是否会减少 BPPV 的

复发做了对比研究，发现练习组和非练习组不管是复发时间还是复发频率两组都没有明显差别。是否曾反复发作的病史对于复发的时间也没有影响。这个结论和 Amin M 的不同，Amin M 发现每天 Brandt-Daroff 练习能够预防复发，两个研究结果的不同可能是因为研究中患者数量的不同引起，在 Amin M 的研究中，练习组仅有 10 例，非练习组仅有 7 例。其实 Helminski JO 最后也提出，虽然两组的差别没有统计学意义，但是练习组确实存在复发时间有延长的趋势。Radtke A 对 BPPV 患者练习 1 周后进行调研，Brandt-Daroff 组有效率为 23%，而家庭 CRP 组为 67%。既然 CRP 组在治疗方面较 Brandt-Daroff 练习更加有效，在预防复发方面可能也更加有效。

当然寻找可能的相关因素才能有效地预防 BPPV 复发，这些相关因素都不能完全局限在耳部病变，要从全身代谢状况寻找可能的病因。

目前 BPPV 的治疗效果非常显著，也促成了前庭医学的迅猛发展，但是从事这个专业时间越长，越会感到预防复发成为非常重要的问题。我在门诊中，经常遇到患者为此病不敢翻身，不敢活动，影响日常生活。我们前面已经讲过，前庭系统和边缘系统之间有直接的神经通路及递质支配，所以一方面我们要给予患者足够的心理建设，缓解他们的焦虑紧张情绪；另一方面，我们也可以进行更好的临床研究，寻找可能的发病因素，改变可以改变的因素，解除患者的痛苦。关于 BPPV，写了很多，因为该病确实非常高发，值得关注。但是人体非常奇妙，我们的认识也非常有限，我们一定要记住，患者永远是医生最好的老师，老师可能会讲错，我也可能会讲错，但是患者的实际情况不会错，如果患者的主诉和我们的知识体系矛盾，我们不要着急否认患者，轻易放过，要仔细查找资料，完善我们的知识体系，这样做有可能会对疾病的认识打开一扇新的窗户，这也是我们接近真相的唯一方法。

参考文献

1. Oghalai JS, Manolidis S, Barth JL, et al.Unrecognized benign paroxysmal positional vertigo in elderly patients.Otolaryngol Head Neck Surg, 2000, 122 (5)：630-634.

2. von Brevern M, Radtke A, Lezius F, et al.Epidemiology of benign paroxysmal positional vertigo: a population based study.J Neurol Neurosurg Psychiatry, 2007, 78 (7)：710-715.

3. Whitney SL, Marchetti GF, Morris LO.Usefulness of the dizziness handicap inventory in the screening for benign paroxysmal positional vertigo.Otol Neurotol, 2005, 26 (5)：1027-1033.

4. von Brevern M, Seelig T, Neuhauser H, et al.Benign paroxysmal positional vertigo predominantly affects the right labyrinth.J Neurol Neurosurg Psychiatry, 2004, 75 (10)：1487-1488.

5. Cohen HS.Side-lying as an alternative to the Dix-Hallpike test of the posterior

canal.Otol Neurotol，2004，25（2）：130-134.

6. 田军茹 . 眩晕诊治 . 北京：人民卫生出版社，2015.

7. Welling DB，Barnes DE.Particle repositioning maneuver for benign paroxysmal positional vertigo.Laryngoscope，1994，104（8 Pt 1）：946-949.

8. Bertholon P，Bronstein AM，Davies RA，et al.Positional down beating nystagmus in 50 patients: cerebellar disorders and possible anterior semicircular canalithiasis.J Neurol Neurosurg Psychiatry，2002，72（3）：366-372.

9. Dieterich M，Obermann M，Celebisoy N.Vestibular migraine: the most frequent entity of episodic vertigo.J Neurol，2016，263 Suppl 1：S82-S89.

10. Stoll W.（Hrsg）Differenzialdiagnose Schwindel//Westhofen M，Mangold U，Wöllmer W，et al. Lasertherapie von Otolithenstörungen.Berlin:Springer，1998：73-82.

11. Imai T，Ito M，Takeda N，et al.Natural course of the remission of vertigo in patients with benign paroxysmal positional vertigo.Neurology，2005，64（5）：920-921.

12. Zucca G，Valli S，Valli P，et al.Why do benign paroxysmal positional vertigo episodes recover spontaneously?J Vestib Res，1998，8（4）：325-329.

13. House MG，Honrubia V.Theoretical models for the mechanisms of benign paroxysmal positional vertigo.Audiol Neurootol，2003，8（2）：91-99.

14. Epley JM.The canalith repositioning procedure: for treatment of benign paroxysmal positional vertigo.Otolaryngol Head Neck Surg，1992，107（3）：399-404.

15. Buckingham RA.Anatomical and theoretical observations on otolith repositioning

for benign paroxysmal positional vertigo.Laryngoscope，1999，109（5）：717-722.

16. 张昊，李进让，郭鹏飞.李氏复位法治疗良性阵发性位置性眩晕的远期疗效分析.中华耳科学杂志，2015，13（3）：488-492

17. Dorigueto RS，Ganança MM，Ganança FF.The number of procedures required to eliminate positioning nystagmus in benign paroxysmal positional vertigo.Braz J Otorhinolaryngol，2005，71（6）：769-775.

18. Hain TC，Helminski JO，Reis IL，et al.Vibration does not improve results of the canalith repositioning procedure.Arch Otolaryngol Head Neck Surg，2000，126（5）：617-622.

19. Yimtae K，Srirompotong S，Srirompotong S，et al.A randomized trial of the canalith repositioning procedure.Laryngoscope，2003，113（5）：828-832.

20. Prokopakis EP，Chimona T，Tsagournisakis M，et al.Benign paroxysmal positional vertigo: 10-year experience in treating 592 patients with canalith repositioning procedure.Laryngoscope，2005，115（9）：1667-1671.

21. Sridhar S，Panda N.Particle repositioning manoeuvre in benign paroxysmal positional vertigo: is it really safe?J Otolaryngol，2005，34（1）：41-45.

22. Beynon GJ，Baguley DM，da Cruz MJ.Recurrence of symptoms following treatment of posterior semicircular canal benign positional paroxysmal vertigo with a particle repositioning manoeuvre.J Otolaryngol，2000，29（1）：2-6.

23. Molina MI，López-Escámez JA，Zapata C，et al.Monitoring of caloric response and outcome in patients with benign paroxysmal positional vertigo.Otol Neurotol，2007，28（6）：798-800.

24. Abstracts of the 22nd Midwinter Meeting of the Association for Research in Otolaryngology//Amin M，Girardi M，Neill M，et al. Effects of exercise on prevention of recurrence of BPPV symptoms. 1999:13-18.

25. Radtke A，Neuhauser H，von Brevern M，et al.A modified Epley's procedure for self-treatment of benign paroxysmal positional vertigo.Neurology，1999，53（6）：1358-1360.

26. 马鑫，静媛媛，夏瑞明，等.后半规管良性阵发性位置性眩晕患者复位中眼震分析.中华耳鼻咽喉头颈外科杂志，2009，44（5）：377-380.

27. 马鑫，张翔，静媛媛，等.Brandt-Daroff康复练习治疗不典型眼震良性阵发性位置性眩晕.中国耳鼻咽喉头颈外科，2009，16（8）：420-423.

28. 马鑫，张翔，静媛媛，等.特发性良性阵发性位置性眩晕患者双温试验的分析.临床耳鼻咽喉头颈外科杂志，2009，23（10）：439-442.

29. 马鑫，李蕾，静媛媛，等.突发性聋伴发眩晕的初步探讨.临床耳鼻咽喉头颈外科杂志，2010，24（19）：883-885.

30. 马鑫，李蕾，余力生.病史两问法在良性阵发性位置性眩晕诊断中的意义.中国耳鼻咽喉头颈外科，2010，17（9）：459-461.

31. 马鑫，静媛媛，余力生.良性阵发性位置性眩晕发病侧别和患者睡眠侧别的相关性.中国耳鼻咽喉头颈外科，2012，19（7）：360-362.

32. 韩琳，静媛媛，马鑫.良性阵发性位置性眩晕自愈性探讨.中华耳科学杂志，2014，12（2）：228-230.

33. Herdman SJ，王尔贵，吴子明.前庭康复——前庭系统疾病诊断与治疗.2版.北京：人民军医出版社，2004：82.

34. Brandt T，Huppert D，Hecht J，et al.Benign paroxysmal positioning vertigo：a long-term follow-up（6-17 years）of 125 patients.Acta Otolaryngol，2006，126（2）：160-163.

35. Korres SG，Balatsouras DG，Ferekidis E.Electronystagmographic findings in benign paroxysmal positional vertigo.Ann Otol Rhinol Laryngol，2004，113（4）：313-318.

（马　鑫　整理）

梅尼埃病

Prosper Ménière（1799—1862）出生于一个商人家庭，1838年他成为巴黎皇家聋哑机构负责人，在不同的领域都有研究报告发表，而在此之前他曾经从事过外科、助产士、妇科、内科、卫生保健等行业。1861年1月6日Ménière提出有些眩晕是内耳疾病引起的观点。文章于1861年9月发表在《巴黎医学报》(Gazette médicale de Paris)。尽管Ménière报道的首例病例后来发现是内耳出血，但后来还是以其名字命名了以发作性眩晕、听力下降、耳鸣、耳闷胀感为主要表现的一组临床症候群。Ménière的发现有重大意义，因为当时还不知道内耳除了听觉功能以外，还有调节平衡的功能，所以其文章并未得到重视。20世纪初，给耳硬化症患者进行镫骨开窗手术时，患者出现剧烈眩晕症状，这时，人们才重新审视Ménière的报道。

1867年Voltolini首次提出梅尼埃病的概念。1924年Wittmaack首次提出膜迷路积水的概念。1938年Hallpike和

Cairins 发现梅尼埃病患者的病理形态学特征为膜迷路积水。有 2 例梅尼埃病患者行前庭神经切断术，术后 1 例因颅内感染，1 例因颅内出血死亡。这两例患者进行尸检发现都有膜迷路积水。1940 年 Rollin 在人的岩骨标本上首次发现内淋巴积水同时伴有前庭膜破裂。1943 年，Altmann 和 Fowler 总结出内淋巴的产生和吸收出现问题就会导致梅尼埃病。1965 年 Kimura 和 Schuknecht 进行了一项具有里程碑意义的实验，他们通过破坏豚鼠内淋巴囊和内淋巴管，成功地制作了内淋巴积水的动物模型。我国曾经根据英文译音，长期称之为美尼尔（氏）病或美尼尔综合征。1989 年我国自然科学名词审定委员会根据法语的发音，统一命名为梅尼埃病。

梅尼埃病是一种特发的内耳病，基本病理改变为膜迷路积水。梅尼埃病可表现为反复发作的眩晕，感音神经性听力下降，耳鸣和耳闷胀感，是一种临床综合征。耳蜗症状也可能发生于两次眩晕发作之间，发作间期无眩晕。症状可为单侧或者双侧。如果病因不明，称之为梅尼埃病。如果引起积水的病因明确，则称为继发性膜迷路积水（如梅毒、外伤、耳硬化症等原因引起的内淋巴积水）。梅尼埃病是一个多因素的疾病，遗传及环境因素的协同影响可能影响了疾病的发作。

59. 梅尼埃病的流行病学研究

目前一般认为梅尼埃病的发病率在（34 ～ 190）/10 万，欧洲的发病率是每年（50～200）人 /10 万。2005 年芬兰的一项研究认为发病率为 1709/10 万。一项对英国全科医生的患者记录调查显示：每年 27 365 人中有 43 人发病（每年 157 人 /10 万）。但这项调查并没有明确的诊断标准。瑞典的一项针对 1 百万人的调查（严格按照诊断标准：眩晕、听力下降和耳鸣）显示，梅尼埃病的发病率是每年 46 人 /10 万，法国为 75 人 /10 万。一些小规模的研究显示：乌干达的发病率较低，日本较高（350 人 /10 万，根据日本国内一项对全国医院住院患者的单周调查）。二战以前，日本的发病率仅为欧洲的 1/10。按照上面的数据，目前日本的发病率为英国的 2 倍左右，提示紧张的工作和生活节奏可能导致发病率增加。该病有轻微的女性发病优势，女性发病是男性的 1.3 倍，发病年龄差别很大，最小的为 4 岁，最大可以超过 90 岁，但是该病的高发年龄是 40～60 岁。日本的一项研究发现，60 岁以后发生率也会提高。工业发达国家梅尼埃病的发病率约 0.1%。Jahnke 等 1999 年报道估计德国每年新增 3200～9000 例梅尼埃病患者（Tinnitus Forum，1999）。

梅尼埃有明显的家族性，Paparella 对 500 例梅尼埃病患者进行研究发现，20% 的患者具有家族倾向，也有研究提出虽然遗传在该病的发病中起一定的作用，但是遗传方式多样。梅尼埃的发病可能与遗传性获得性组织相容性抗原有关，尤其人白细胞抗原（HLA）B8/DR3 和 Cw7 与该病的相关性更强，这些患者发病可能是因为自身免疫的原因。有研究表明北欧白种人群较非洲黑人更易于患上该病。此外，梅尼埃病合并严重的共存疾病如关节炎、银屑病、胃食管反流、肠易激综合征和偏头痛发病率也会增加。

梅尼埃病双侧发病的比例差别很大，据报道为 2% ～ 78%。如此大的差别可能有一些原因：一个原因是没有双侧梅尼埃病统一的诊断标准，Paparella 认为 78% 梅尼埃病患者有双侧听力下降，但是根据临床标准，仅有 32% 可以诊断为双侧梅尼埃病；另一个原因是该病的自然病程以及就诊时患者的状态有很大差异。一些学者指出，如果一侧发病后 5 年内对侧耳没有发病，发展为双侧梅尼埃病的可能不大。但是，也有学者认为随着时间的推移，双侧发病的概率会增加。在日本 Kitahara 进行的一项大规模研究发现，9.1% 的患者在单侧发病 1 年后出现双侧病变；单侧发病 20 年后，41.5% 的患者出现双侧病变。从以上研究可以看出，双侧发病的比例大约是 45% 比较合理。

Stoll 等对 15 例梅尼埃病患者随访观察了 10 ～ 15 年，按照眩晕发作的不同方式分为四种类型：①退行性病程：随着病程的延长，眩晕发作的次数和强度逐渐减弱（20%）。②交替性病程：在间歇期内发作频率和强度发生变化（13%）。③进行性病程：开始为单一症状，发作频率逐渐增加，然后过渡到快速或缓慢的Ⅰ型（27%）。④间歇期很长，间歇期内完全不发作（40%）。

这四种不同类型的自然转归方式对于解释诸多研究可能出现的结果偏差有一定意义。因为如果没有注意这种自然转归方式，入组病例如果偏少，对于结果差异会有较大影响。

60. 最新诊断标准将梅尼埃病分为确定的和可能的梅尼埃病两个诊断类别

2015 年由 Barany 学会（Bárány Society）分类委员会、日本平衡研究学会、欧洲耳科及神经耳科学会（EAONO）、美国耳鼻喉头颈外科学会平衡委员会（AAO-HNS）及韩国平衡学会共同制定了最新的梅尼埃病诊断标准。不同于 1995 年的诊断标准，新标准将梅尼埃病分为两个诊断类别：确定的和可能的梅尼埃病。最主要的调整是明确了确定的梅尼埃病的优先诊断标准是病史听觉症状和体征。

（1）确定的梅尼埃病

① 2 次以上自发性眩晕发作，每次持续 20 分钟至 12 小时。

②听力测试证实的单耳低中频感音神经性听力下降，定义患耳至少有一次发生在眩晕发作前、眩晕发作中或眩晕发生后。

③患耳波动性的耳部症状（听力、耳鸣或耳闷）。

④没有其他更好的前庭诊断可以解释。

（2）可能的梅尼埃病

① 2 次或以上的眩晕或头晕发作，每次持续 20 分钟到 24 小时。

②患耳波动性的耳部症状（听力、耳鸣或耳闷）。

③没有更好的其他前庭诊断可以解释。

这个新的诊断标准中将低频感音神经性聋定义为与对侧耳相比，患耳的纯音骨导听阈在低于 2000Hz 的两个连续频率上提高至少 30 dB。在双侧低频感音神经性聋，骨导绝对阈值在低于 2000Hz 的两个连续频率上要提高 35dB 甚至更多。如果可以多次进行测听，低频感音神经性聋在某一时间可以恢复则更能证实 MD 的诊断。梅尼埃病在反复的眩晕发作后中高频也会波及，最终形成平坦性聋。提高了听力下降标准的原因可能是用于与前庭性偏头痛鉴别诊断。因为部分前庭性偏头痛的临床症状与梅尼埃病极为相似，而且这两种疾病经常混合存在，主要的鉴别诊断就看有无确定的不可逆的听力下降。因此，除了病史以外，听力学的检查对于诊断梅尼埃病非常重要。如果听力检查证实有听力下降，即使同时存在前庭性偏头痛，仍优先诊断梅尼埃病，因为梅尼埃病可造成内耳功能的持续下降。

美国 1972 年制定的梅尼埃病诊疗指南中将反复发生的低频下降型感音神经性聋称为耳蜗型梅尼埃病。但是 1985 年重新修订的标准中，取消了这种分型的方法。Schaaf 等对 27 例反复发生的低频下降型感音神经型聋的患者进行了 5 年的随访，发现只有 3.7% 的患者发展为梅尼埃病，说明反复发生的低频下降型感音神经性聋绝大多数与梅尼埃病无关。德国 2004 年制定的突发性耳聋的诊治指南中也提出，30% 的突发性耳聋可以反复发生，主要是低频下降型。虽然梅尼埃病的病理生理基础是膜迷路积水，但是有膜迷路积水并不等于就是梅尼埃病。国外尸检报告有膜迷路积水的为 6%，而梅尼埃病的发生率为 0.2%。因此，膜迷路积水严重到发生前庭膜破裂才是梅尼埃病。单纯的膜迷路积水对应的是低频下降型感音神经性聋。1985 年美国梅尼埃病诊疗指南中只有波动性听力下降，没有眩晕发作的耳蜗型梅尼埃病，目前认为是波动性低频下降型感音神经性聋。只有典型的眩晕反复发作，没有不可逆转的听力下降者，目前多归于前庭性偏头痛。很多学者认为，反复发生的低频下降型感音神经性聋的病理生理机制可能与膜迷路积水有关（当然需要除外分泌性中耳炎、大前庭水管综合征等情况），但是缺乏病理解剖的依据。虽然梅尼埃病典型的病理特征是膜迷路积水，但是膜迷路积水并不等于梅尼埃病。两者的主要区别是有无膜迷路破裂，临床症状上来看，两者的区别是有无特征性的眩晕发作。

新的指南去除了美国 AAO1995 年指南中明确的梅尼埃病诊断，因为确定诊断需要明确的临床表现＋组织病理学证实。而正常人不可能取得病理解剖的证据来证实膜迷路积水。

61. 病理生理学说与潜在病因研究认为梅尼埃病的具体发病机制尚不明确，可能为多种因素共同协同作用的结果

梅尼埃病病理公认的学说是膜迷路积水学说，主要是内淋巴液过度产生，内淋巴囊的吸收障碍引起的。Paparella 曾经使用"湖-河-塘"解释因为内淋巴液吸收不良导致的积水。将内淋巴

囊看作是塘，前庭导水管则是连接塘和内淋巴液这个湖的河，当接近内淋巴囊及内淋巴管的部位出现阻塞时，就影响了内淋巴液的引流，从而导致积水。组织学研究发现内淋巴液主要产生于血管纹，部分产生于前庭暗细胞，通过主动转运机制在内淋巴管和内淋巴囊吸收。内淋巴液通往内淋巴囊的纵流十分缓慢，辐流则比较迅速。Gibson 和 Arenberg 提出因为内淋巴囊的阻塞，会刺激 saccin 等激素的分泌，从而促进内淋巴液的产生来冲破阻塞，同时内淋巴囊会产生糖蛋白，增加渗透压促进内淋巴液的引流，当阻塞后的内淋巴液压力达到一定程度，内淋巴液会冲破阻塞的部位，从而导致眩晕的发作。

最近发现前庭毛细胞存在压力敏感性钙依赖性的钙通道。如内淋巴积水时出现的内淋巴液体压力改变，引起钙流出增加，使患侧前庭神经的峰频增加，便能够解释急性发作时出现的刺激性眼震。通过调制附加的钙内向流动可以影响压力敏感性钙通道的电流密度。因此在急性发作时可以使用钙离子阻滞剂进行治疗眩晕和平衡功能障碍。现在借助于新的影像学检查来帮助确诊。它还能帮助选择治疗方法，比如现在能够发现罕见的疾病如小脑桥脚的血管神经压迫（前庭阵发症）。

通过颞骨解剖还揭示了很多有关梅尼埃的病理组织学特征，包括球囊周围纤维化、内淋巴囊萎缩、上皮缺失，前庭导水管发育不良，以及内淋巴管瓣膜狭窄。和正常人相比，梅尼埃病患者的乙状窦明显向前内异位。我们已知梅尼埃病的特点是膜迷路积水，但是有膜迷路积水的患者并不一定会产生前庭症状，最近的一篇文献对梅尼埃病患者和有积水但没有前庭症状的患者的内淋巴引流系统进行了三维分析，发现 MD 患者的前庭导水管、内淋巴管及内淋巴囊的容积更小，前庭导水管的外口更窄，也许小的内淋巴引流系统是引起梅尼埃病发作的原因之一。

那么梅尼埃病的病因有哪些呢？

事实上，梅尼埃病的潜在的病因仍然不明确，但是我们知道这个疾病可能有多种潜在病理因素共同致病，而一些并存病可以加重疾病的症状。相关的学说很多，主要有以下几种。

（1）内淋巴阻塞及吸收障碍：不少耳科学家发现，梅尼埃病患者的内淋巴囊囊腔内有细胞碎片堆积，内淋巴管、内淋巴囊上皮变性、纤维化、萎缩及囊腔消失，内淋巴引流过程中任何部位的狭窄或梗阻或吸收障碍都可能是引起膜迷路积水的原因，故而致病是一个比较缓慢的过程，但如果内淋巴管被机械性阻塞，如为头部创伤后的骨折所致的内淋巴积水发展则较快。1967 年，Kimura 等在动物实验中，通过破坏豚鼠、猴、猫等动物的内淋巴囊或阻塞其内淋巴管造成膜迷路积水，成功地建立了膜迷路积水的动物模型，支持了该学说。

（2）免疫反应：基础研究表明，内耳具有免疫应答能力，内淋巴囊是接受抗原刺激，并产生免疫应答的部位。早期有人提出梅尼埃病的发病与细胞免疫、体液免疫介导的免疫损伤有关。随着对梅尼埃病的研究深入，越来越多的人认识到免疫复合物在梅尼埃病发病中的作用。目前关于免疫复合物的病理作用观点有两种：①免疫复合物沉积于血管纹。Harada 等用兔血管纹免疫豚鼠的实验中观察到血管纹上有 IgG2Fc 受体，淋巴液中存在有 IgG 和补体，由此认为免疫复合物沉积于内耳血管纹，引起内淋巴液的分泌及吸收功能发生障碍，最终导致膜迷路积水的发生。②免疫复合物沉积于内淋巴囊，Dornhoffer 等提出梅尼埃病患者血清中的免疫复合物易于沉积于内淋巴囊，免疫复合物的沉积引起血管损伤将导致局部缺血、上皮损伤以及上皮下区域的纤维逐渐变性，这些对内淋巴囊的损伤将妨碍淋巴液的运输，最终导致膜迷路积水。梅尼埃病的免疫学说是使用皮质类固醇激素进行治疗的基础。

最近，Saliba 等采用内淋巴管闭塞术治疗梅尼埃病，术后24 个月 96.5% 的患者眩晕完全控制，并且无显著并发症和不良反应。如果能够证实其稳定可靠性，则可间接证明内淋巴囊的免疫作用，而且说明内淋巴液不止只有纵流学说代谢吸收。但问题是，如何解释单侧梅尼埃病？故此学说尚需发展。

（3）内淋巴生成过多：由于前庭膜的代谢率较高，容易受到供血不足的影响而降低其代谢功能。一旦内耳缺氧即可引起内外淋巴液中离子浓度的变化，内淋巴钠离子潴留时，可使内淋巴的渗透压增高，导致水从外淋巴向内淋巴渗入，造成内淋巴总量增多，形成内淋巴积水。

（4）感染学说：报道认为病毒感染可引起内淋巴管和内淋

巴囊等不同部位的损害。一般认为起始于病毒的直接作用，继而损伤血管纹、暗细胞等，导致淋巴液环境紊乱，最终导致内淋巴积水。内耳的亚临床病毒感染可在 10 余年后引起膜迷路积水。Calenoff 等报道在梅尼埃病患者血清中，发现对特异性 IgE 反应的 I 型、II 型单纯疱疹病毒，EB 病毒和巨细胞病毒。而 Welling 等学者则有不同的报道，与正常对照组比较，并未从梅尼埃病患者血清中发现更多的神经趋向性病毒 DNA。

（5）内分泌障碍：机体的代谢异常可引起内淋巴积水，如甲状腺功能减退所致的黏液性水肿可发生于内淋巴腔，并有报道用甲状腺治疗后，内耳症状得到了缓解。肾上腺皮质功能减退可导致血管加压素水平的异常，可引起内耳积水等。

（6）创伤学说：有文献报道了患者在头部创伤后出现了梅尼埃病的症状，最早可以在创伤 1 个月后出现，也可以在受伤 1 年至数年后出现。一些理论认为是由于外伤后损伤了膜迷路，导致淋巴液的生成增多，或者一些损伤后的碎片可阻塞内淋巴管从而出现内淋巴液引流的障碍；而外伤后如果有骨迷路的瘘管可引发内外淋巴液的压力失衡，如果骨折直接损伤了前庭导水管则会影响内淋巴液的引流，从而导致内淋巴积水。

（7）内耳微循环障碍学说：当负责协调维持内耳血管舒缩功能的交感神经和副交感神经出现紊乱时，可出现内耳的小血管痉挛，使内耳及内淋巴囊的微循环出现障碍，引起组织细胞缺氧、代谢紊乱、内淋巴理化特性改变，造成渗透压增高，外淋巴及血液中的液体渗入而产生膜迷路积水。

（8）解剖因素：和正常人相比，梅尼埃病患者的乙状窦明显向前内异位，前置的侧窦会对内淋巴囊造成一定的血管压迫，引起阻塞导致积水，这点可能是解剖学上的易感因素。

（9）其他因素：可能的因素还包括乳突气化不良、前庭导水管发育不全等。

总之，梅尼埃病的具体发病机制尚不明确，可能为多种因素共同协同作用的结果。

62. 听力检查是梅尼埃病最重要的检查方法

梅尼埃病最重要的检查当属听力检查，耳镜检查除外中耳病变也非常重要。梅尼埃病的主要临床表现为眩晕、听力下降、耳鸣、耳胀满感。典型病例上述症状均具备，不典型者早期症状不完备，易和其他耳源性眩晕相混淆。另外大多数患者就诊时发作期已过，或虽在发作期而症状已减轻，故一般不易观察到发作高潮期的症状及体征。

（1）耳镜检查：有助于除外外耳、中耳病变。一定要仔细清理外耳道，看清鼓膜。如果觉得需要，要在显微镜下观察鼓膜情况，它比声导抗能够提供的信息更多。

（2）纯音听阈测试：是一种简便、快捷、直观的检测方式，可以测试患者的听力损失程度及变化情况，由于该病早期听力可出现波动性，多为低频下降，多次发作后高频区听力亦下降，根据这一特点我们对早期患者要求定期进行纯音听阈测试，然后依据听力图形来判定病情变化情况。在最新的诊断标准中除强调病史的重要性外，也明确了听力下降的重要性，如果可以多次进行测听，低频感音神经性聋在某一时间可以恢复则更能证实梅尼埃病的诊断。

（3）甘油试验：由于甘油渗透压高，且分子直径较小，可穿过血管纹边缘细胞膜上的小孔进入细胞内，从而增加了细胞内的渗透压。胞内渗透压的升高可吸收内淋巴液中的水分，然后转运至细胞间隙，内淋巴液由此而减少，膜迷路水肿减轻，听力得到暂时性恢复，甘油试验结果阴性的梅尼埃病患者，多数是在症状初缓解时进行的。甘油试验的阳性程度取决于波动性听力损失发生的时期，当患者症状缓解时，听力也随之恢复，故甘油试验也为阴性。当听力损失 ≤ 35dB 者，尽管 −SP/AP > 0.4，但甘油试验阳性率不高，也可为阴性。甘油试验阴性不能排除梅尼埃病。甘油试验时有些患者会出现头痛等不适的症状，希望可以使用耳后注射激素等方法来替代它。

（4）耳蜗电图：能够准确反映内耳状态的客观检查方法，在高音刺激下主要获得听神经的动作电位，用低音检查时得到的是有关耳蜗状态的情况。它主要可以了解诱发电位耳蜗微音电位（CM）和电位（SP），以及听神经复合动作电位（AP），临床上把耳蜗电图 SP/AP ≥ 0.4 作为判断内淋巴积水比较准确的诊断标准。耳蜗病变时 AP 振幅减少也可记录到 −SP/AP 增大，要注意鉴别。

(5) 冷热水 / 气试验：采用冷热水 / 气为刺激源，分别刺激左右侧水平半规管使迷路的内淋巴液因温度变化而产生流动。根据眼震反应的潜伏期、强度、时间、方向等来判断水平半规管的功能状态。该病早期患侧前庭功能可正常，或轻度减退，在眩晕发作期还可有前庭功能的兴奋，多次发作后，可出现向健侧的优势偏向，晚期出现半规管瘫或功能丧失。据文献统计，梅尼埃病中有 1/3 正常值；1/3 反应迟钝，提示轻度减退；1/3 功能明显减退。

(6) 前庭诱发肌源性电位（VEMP）：VEMP 包括 C-VEMP和 O-VEMP。C-VEMP 是强短声诱发在紧张性收缩的同侧胸锁乳突肌上记录的短潜伏期肌电反应，由一个正波或抑制波和其后的负波或兴奋波构成。它可以反映球囊和前庭下神经通路的功能。O-VEMP 可以反映椭圆囊和前庭上神经通路的功能。近几年VEMP 已成为临床梅尼埃病诊断的工具之一，但是 VEMP 对于早期病变不敏感。

(7) 影像学检查：CT 可以排除肿瘤等，还能显示内淋巴管以及内淋巴管周围气化情况，如果气化情况差可能提示内淋巴管发育较差。MRI 来排除前庭神经鞘瘤或内淋巴囊肿瘤。内耳MRI 扫描及钆造影可以了解内淋巴间隙情况，是对梅尼埃病内淋巴积水客观评价的一种新途径。钆造影显示的是膜迷路积水，并不能直接诊断梅尼埃病。梅尼埃病的诊断主要靠病史和听力检查，钆造影可以显示最清楚的是耳蜗基底回，顶回显示不好。而早期梅尼埃病主要是低频听力下降（蜗顶积水，因为蜗顶有蜗孔，所以较容易在此处渗出。这也是早期梅尼埃病较容易出现低频听力下降的主要原因）。因此内耳钆造影对早期梅尼埃病并不敏感。一般三期以上的梅尼埃病阳性率高。在观察中发现单侧梅尼埃病患者的对侧耳也会出现无症状的内淋巴积水，虽然有一部分将来可能发展为梅尼埃病患耳，但这项检查依然是一种开放性的检查，即使是在患耳MRI检测到的也可能与临床症状不相符。

(8) 神经系统检查：排除神经系统疾病。

每一项检查都有它的客观性和局限性，梅尼埃病的诊断并不能单靠某一项检查来确定，要充分结合病史，恰当选择检查方法，以达到综合判断的目的。

63. 梅尼埃病的治疗方案应该根据不同分期进行选择

关于梅尼埃病的治疗选择目前仍处于探讨之中，大部分患者通过改变生活方式进行系统的药物治疗、保守性手术治疗及其他非创伤性治疗等方法都会得到一定的改善。在2008年《柳叶刀》中提出了梅尼埃病的治疗指南，认为应该按流程依次选择方法进行治疗。1995年美国AAO-HNS标准中按听力损失程度将梅尼埃病分为不同等级，可表示耳蜗病变的严重程度或病变向严重发展的阶段。我们认为梅尼埃病的治疗应该根据不同分期进行选择

（表7），分期为一期的患者应首选改变生活方式、药物治疗及 Meniett 仪耳道正压治疗；二期、三期患者可选择 Meniett 仪耳道正压治疗、内淋巴囊手术等；四期患者可选鼓室注射庆大霉素、前庭神经切断术等破坏性治疗及较新的方法半规管填塞术，还可选用人工耳蜗植入术。

表 7　梅尼埃病分期治疗方法选择

临床分期	治疗方案
一期	患者教育，改善生活方式，倍他司汀，利尿剂，鼓室注射糖皮质激素
二期	患者教育，改善生活方式，倍他司汀，利尿剂，鼓室注射糖皮质激素，低压脉冲治疗
三期	患者教育，改善生活方式，倍他司汀，利尿剂，鼓室注射糖皮质激素，低压脉冲治疗，内淋巴囊手术，鼓室注射庆大霉素
四期	患者教育，改善生活方式，倍他司汀，利尿剂，鼓室注射糖皮质激素，低压脉冲治疗，鼓室注射庆大霉素，三个半规管阻塞术，前庭神经切断术，迷路切除术，前庭康复训练

注：对于部分二期眩晕发作频繁、剧烈，有强烈手术意愿的患者也可以考虑行内淋巴囊手术；对于部分三期眩晕发作频繁、剧烈，内淋巴囊手术无效，言语识别率小于 50%，强烈要求手术的患者也可考虑行三个半规管阻塞术。

64. 所有梅尼埃病患者应该注意生活方式的调节

（1）低盐饮食：对所有的梅尼埃病患者都应建议低盐饮食，每天限制在 2g 以内，如果能够耐受，最好限制在 1.5g，Furstenberg 就曾提出梅尼埃病和钠滞留的关系，并建议梅尼埃病患者低钠饮食，其他研究也报道了两者之间的关系。如果梅尼埃病患者需要输液治疗时，尽量选择葡萄糖注射液而不是氯化钠注射液，以减少钠的摄入。

（2）减少特定食物的摄入：禁忌摄入一切咖啡因食品，减少巧克力的摄入量，尽量避免香烟和酒精。其实早在 1934 年就有过报道，部分梅尼埃病患者食用大量咖啡因、巧克力、酒精后会诱发或加重症状，所以在日常生活中尽量避免该类食物。

（3）保证良好的作息，注意睡眠，禁止熬夜。减少情绪波动，避免过度紧张。不健康的生活方式有可能会诱发梅尼埃病的急性发作。

65. 梅尼埃病药物治疗主要在于控制眩晕以及预防发作，不建议长期使用前庭抑制剂

梅尼埃病的药物治疗包括控制眩晕以及预防发作的治疗，现在还没有病因治疗。在眩晕发作时，如果症状严重可以用抗眩晕药物来控制（如苯海拉明）。但由于这类前庭抑制剂可影响前庭功能的恢复及代偿，因此不建议常规及长期使用。

（1）钙离子阻滞剂：可以封闭前庭毛细胞与压力相关的钙离子通道，在急性发作期可能能够在复极化时增加钙离子的回流。临床上有一种混合制剂（氟桂利嗪 20mg+ 苯海拉明 40mg）可以用来治疗眩晕发作。循证医学证明，这两种药物联合使用治疗梅尼埃病的急性发作有可靠的疗效。

（2）β 组胺（H1- 抗组胺药物，最常用的是倍他司汀）：预防眩晕继续发作的机制是其 H1 增效作用和 H3 的拮抗作用。作

用的基础是改善内耳微循环。也有报道对前庭中枢神经元也有作用。一些文献报道 β 组胺可以减少梅尼埃病的发作频率，降低发作的程度，一些则怀疑它的有效性。然而在 Adrion 最近的一篇多中心长期双盲随机对照研究中，提出了倍他司汀无论低剂量（24mg，每日 2 次）或高剂量（48mg，每日 3 次）其实对眩晕控制有限。但因为它具有高耐受性和低风险，而且可能对前庭代偿有一定的促进作用，所以仍有大量的医生和患者使用。β 组胺可以长期使用（8 ～ 16mg，每日 3 次）。根据我们的经验，个别患者效果不好时可以加大剂量（必须向患者解释清楚，注意：支气管哮喘是禁忌证）。这种方法无效，改用呋塞米（氢氯噻嗪和三氨苯蝶啶）。但是氢氯噻嗪和三氨苯蝶啶只对眩晕起作用，对改善听力没有作用。Vollrath 认为，低频听力下降伴 -SP/AP 比值增高使用脱水治疗（甘露醇和乙酰胆胺），以及血流动力学治疗效果更好。有时候用扩张血管的治疗无效后，用脱水的药物可以改善听力。

（3）利尿剂：梅尼埃病是一种慢性病，不频繁发作眩晕的，不用长时间药物治疗。长时间使用利尿剂会有许多问题：①利尿脱水要多大的作用才能使整个容积仅 2.76mm³ 的内淋巴液体积减小？（Lawrence M 等对 2 例人体标本进行测量，外淋巴液体积为 78.3mm³，内淋巴液只有 2.76mm³）。②长期使用会造成电解质紊乱，需要补钾。③患者常常因为尿频频繁起夜，影响睡眠。所以我本人不喜欢使用利尿剂。而对于脱水剂的使用，有文献报道，使用脱水剂治疗低频下降型感音神经性聋可能造成不可逆的内耳损伤，所以也要小心应用。

由于梅尼埃病可能与免疫有关，因此也可以使用皮质类固醇激素。有各种各样的治疗方案，大多数与其他药物联合应用。

66. 梅尼埃病患者进行鼓室给药不推荐氨基糖苷类药物

（1）氨基糖苷类药物治疗：1944年链霉素被开发出并应用于治疗结核，但发现它有可能会造成眩晕和听力下降等并发症。后来发现可以利用氨基糖苷类药物的这种特点来破坏迷路及前庭的功能。Fowler于1948年第一次系统地应用链霉素来治疗眩晕和平衡功能障碍，但链霉素不能选择性地破坏前庭，还会严重影响听力。1963年出现的庆大霉素被证明对耳蜗的毒性较轻。Lange1976年首次报道了鼓室使用庆大霉素，这种方法得到了广泛应用，有不同的技术方法在鼓室内使用庆大霉素。Lange采用改良的方法，直接在鼓膜前下象限进行鼓膜穿刺，给药后头向健侧偏45°。鼓室注射庆大霉素主要是通过圆窗膜进入内耳的，血管连接在中耳黏膜转运到迷路的过程中可能也起一定作用。由于氨基糖苷类药物有很好的水溶性，可以进入内耳液体并且扩散分布，优点是它不能穿透血脑屏障，其选择性破坏的可能是产生内淋巴液的前庭暗细胞。但Magnusson等1991年证明，耳毒性作用可以在数月后出现。Ödkvist等建议采用阶段疗法，在连续2天给予2支后休息4周，如果耳毒性反应在10～14天出现的话，即使温度试验仍然存在反应，只有在再次出现持续性眩晕时才给予再次治疗。Lange等报道鼓室内间断给予低剂量的庆大霉素不会引起听力下降（滴定法给药）。鼓室内使用庆大霉素治疗的有效率很高。Kuepper等报道有效率为89%（27例），其中有半数以上对温度检查仍有反应。Lange提出的间歇治疗方法有效率超过95%（57例）。2004年发表的多中心研究（1978—2002年，共980例）平均的有效率为90.2%，用滴定方法取得的疗效最好（96.3%）。Blakley回顾性分析了13项研究，有效率在78%～100%，但是没有推荐用什么方法最好，不管是剂量还是给药方法现在都还没有统一的认识。耳石功能仍然存在可能是鼓室给药治疗失败的原因。还有一种解释是部分梅尼埃病患者圆窗龛部分或者完全闭塞。这种方法是目前治疗梅尼埃病的一种有效的方法。

我本人曾经使用过这种方法，对其有效性深信无疑。但是顾虑是，这种疗法首先会损伤球囊、椭圆囊的功能，对平衡功能影响很大。患者年纪大了以后，可能出现平衡不稳，特别是45%的梅尼埃病患者双侧发病，如果双侧平衡功能受损，会严重影响生活质量。所以这种方法本人不推荐。这也是三个半规管填塞术的优势，可以保留球囊、椭圆囊的平衡功能。

（2）皮质类固醇激素治疗：圆窗膜对很多物质都有通透性，如抗生素、毒素、白蛋白、氧和皮质类固醇激素等。皮质类固醇激素地塞米松、甲泼尼龙和氢化可的松可能通过已经证明在内耳存在的受体发挥作用。皮质类固醇激素对眩晕疾病（如前庭神经元炎、梅尼埃病）的疗效已经得到证实。为了在内耳达到理想的有效治疗浓度需要大剂量，只有通过鼓室给药才能实现。动物实验证明，局部给予大剂量的激素能够通过圆窗进入，在外淋巴液中形成高浓度。Dodson 等在鼓室使用甲基泼尼松龙和地塞米松治疗梅尼埃病的有效率为 54.2%，可以短期改善眩晕症状。Barss 等使用地塞米松（4mg/ml，4 周以上）取得好的疗效。Plontke 等模拟皮质类固醇的药物动力学并证实，在内耳能够确定的药物浓度可以通过调控在中耳的作用时间进行控制。

67. 鼓膜置管及鼓室低压脉冲治疗报道有一定的疗效，眩晕症状可以得到改善

多篇文献中提示中耳压力的改变可以改善梅尼埃病症状，而鼓膜置管对中耳压力有调节作用。有研究提示植入鼓膜置管后可以减轻内淋巴积水。梅尼埃病患者进行鼓膜置管后眩晕的症状得到改善，文献报道的有效率可达 82%。

普遍认为正负压力交替使用对于膜迷路积水的迷路液体动力环境有正面作用。交替使用正负压力后对患者的听力改善以及眩晕的控制有帮助，这一点也在很多文献中得到证实。但是对于鼓室低压脉冲治疗（Meniett，美敦力美尼特）争议也很多，最近的一项多中心随机双盲对照试验中，发现鼓膜置管后可以明显改善

梅尼埃病患者的眩晕症状及改善生活质量。26%的患者因症状的改善而剔除出组，而之后随机分组进行的 Meniett 治疗组与对照组相比却没有明显的统计学意义，在治疗最后60%的患者症状得到缓解，作者认为这可能主要是鼓膜置管及药物治疗的作用。

68. 梅尼埃病手术治疗方法可分为功能性的手术和破坏性的手术

如果之前的治疗无法有效控制眩晕的发作，还可以选择手术治疗。梅尼埃病的手术治疗方法可分为功能性的手术和破坏性的手术（表8）。功能性手术一般包括内淋巴囊手术、半规管填塞术等。而破坏性手术包括前庭神经切断术、迷路切除术等。

表8 几种主要的梅尼埃病手术比较

手术	优点	缺点
内淋巴囊减压术	手术简单，可望保留内耳功能，眩晕控制率较高	
半规管填塞术	手术简单，可保留部分前庭功能，眩晕控制率高	10%～30%出现听力下降
人工耳蜗植入术	可恢复正常听力，改善耳鸣的有效率最高，眩晕控制率高	费用较贵
前庭神经切断术	眩晕控制率高	需开颅手术，难度大
迷路切除术	眩晕控制率高	损失全部内耳功能

（1）内淋巴囊减压术：经过内科保守治疗控制欠佳的梅尼

埃病主张先进行功能性手术治疗。有实用听力者或更好者以及眩晕发作前后听力有波动者首选内淋巴囊术，因为该手术为颅外操作，并发症少，且很少损伤听力。Portmann 认为内淋巴囊对内淋巴液有压力调节作用。通过大量的动物实验，1926 年完成了人类首例内淋巴囊减压术。手术的目的是进行内淋巴液减压。不管是不切开内淋巴囊的单纯减压术，还是打开内淋巴囊后向乳突或者蛛网膜下腔进行引流，都可以起到减压的作用。House 和 Plester 改良了内淋巴囊切开术和减压术，使之在临床上得到广泛应用。内淋巴囊手术治疗梅尼埃病仍有争议。2000 年 Welling 和 Nagaraja 借助于 Bretlau 等人提供的数据，再次评价了内淋巴囊减压术的有效性。他们不同意内淋巴囊手术只是一种安慰治疗。另一项循证医学分析 96 例内淋巴囊手术，眩晕的有效率为 68% ～ 92%。Kato 等回顾性研究了 159 例药物治疗无效后进行了内淋巴囊分流术的梅尼埃病患者，结果术后 87% 的患者生活质量改善，9% 的患者病情加重，只有 3% 的患者没有明显变化。Yin 等认为内淋巴囊手术对眩晕症状长期有效（在他们的研究中，6 例内淋巴囊减压，乳突分流术平均随访时间 10 年以上）。Huang 等对 3000 多例内淋巴囊手术进行评估认为，内淋巴囊手术是一种没有什么危险的、疗效很好的、安全的手术。早期进行内淋巴囊手术的疗效比晚期要好得多。术中要尽量避免过多损伤内淋巴囊。在既往的研究中认为内淋巴囊手术眩晕有效控制率为 35% ～ 80%，甚至有学者报道可达 90% 以上。Glasscock 等 1984

年报道，以内淋巴囊手术治疗梅尼埃病，发作性眩晕症状的缓解率为50%～70%，多数患者的听力得到保存，听力下降者不到25%。我科在既往的研究中发现该术式的眩晕部分控制率可达87%以上。由于其手术方法简单，符合生理要求，目前已作为早期患者的首选手术治疗方法。

对于内淋巴囊减压术不公正的评价有很多原因：①现在发现，很多梅尼埃病患者同时伴有前庭性偏头痛。两者临床表现极为类似。仔细区分后会发现，内淋巴囊术后，往往梅尼埃病不再发作，但是前庭性偏头痛诱发的眩晕可能还有发生。所以，仅以术后是否眩晕发作来评价内淋巴囊手术的疗效是不对的。中华最新制订的梅尼埃病诊疗指南明确指出，梅尼埃病疗效判断一定是梅尼埃病诱发的眩晕发作。如何鉴别梅尼埃病与前庭性偏头痛，在本书有详细描述。②没有对梅尼埃病进行分期。晚期梅尼埃病，病理检查发现内淋巴囊萎缩，内淋巴管闭锁。此时再行内淋巴囊手术显然是无效的。而大部分内淋巴囊手术的文献未进行分期。③手术没有做好：乳突腔积血，感染，甚至没有找到内淋巴囊，没有充分引流，甚至异物存留都是已知的原因。所以Helms、Schwager等均认为，内淋巴囊手术疗效不好，再次内淋巴囊手术是选择之一。

内淋巴囊减压术主要解决的是能够非常有效地控制眩晕发作（即减少了前庭膜破裂的次数），但是内耳仍然可能还有积水（疾病的严重程度下降了），所以内淋巴囊减压术后，钆造影可能发现内耳仍有积水，但是眩晕发作的次数、程度已经得到较为明显的控制。

双侧梅尼埃病患者往往是一侧先出现梅尼埃病，若干年后，对侧也出现。此时应首先选择听力尚好的一侧行内淋巴囊减压术，以尽量保留内耳功能，然后根据情况处理往往已经处于四期的对侧。

（2）半规管填塞术：半规管填塞术最开始应用于顽固性良性阵发性位置性眩晕（BPPV）的治疗，取得了很好的疗效，也验证了其安全性。近年来国内外的研究也逐渐将半规管填塞术应用于治疗梅尼埃病，动物实验提示了半规管填塞术并不影响正常的耳蜗功能。Gentine 于 2008 年报道了使用水平半规管填塞术治疗 11 例梅尼埃病患者，9 例眩晕得到控制。殷善开等报道应用 3 个半规管填塞术对内淋巴囊手术后复发的梅尼埃病患者进行治疗，3 例患者中 2 例眩晕完全控制（A 级），1 例基本控制（B 级）。樊兆民等在 2012 年报道了三个半规管填塞术治疗顽固性梅尼埃病的短期疗效，17 例在术后半年内眩晕控制良好（100%），并认为可成为控制部分顽固梅尼埃病的首选术式。因此可见半规管填塞术是一种新的、有效的治疗梅尼埃病的术式，而且半规管填塞术优于前庭神经切断术的方面有：①不影响耳石器官的功能，可以保留部分前庭功能。一方面术后短时间内患者平衡功能恢复快，眩晕持续时间短，且平衡功能恢复时间也明显短于前庭切断术；另一方面于术后长远来看，患者也能从残留的前庭功能中获得极大的收益，我们术后随访颈前庭诱发肌源电位（CVEMP）引出率比较高，说明球囊功能保存良好，这对于患者生活质量的提高有重要意义。②手术简单，损伤小，术后并发症少。

在梅尼埃病的治疗方面，既往主要是控制眩晕发作，而现在更为关注的是尽量保留内耳功能（包括听力和前庭平衡功能），减少双侧发生梅尼埃病的概率。基于这个原因，应尽量减少破坏性的治疗。如前庭神经切断术、迷路切除术。鼓室注射庆大霉素由于可能造成高频听力下降以及损伤球囊、椭圆囊的功能，特别是双侧梅尼埃病患者、老年患者尤应注意。三个半规管填塞术理论上可以保留球囊和椭圆囊的功能，因此属于部分破坏性手术，反过来说，属于保留部分功能性手术，从笔者的经验来看，有效率与前庭神经切断术几无区别。而半规管填塞手术操作简单，并发症少，术后听力下降的发生率不足10%，我本人认为此手术今后有希望能取代前庭神经切断术。

（3）前庭神经切断术：选择性地切断一侧前庭神经（前庭神经切断术）是一种治疗梅尼埃病的破坏性的，但是疗效很好的手术方法。可以通过不同的径路切断前庭神经。梅尼埃病的神经切断术要归功于 Dandy，他报道的有效率在90%以上。Dandy 选择的是后颅窝径路。Mckenzie 通过枕下径路进行前庭神经切断术。House 和 Fisch 对手术方法进行了进一步的改良，通过经颞、中颅窝径路完成手术。如果残留听力仍有保留的必要，则选择扩大经颞径路，或者枕下（乙状窦后）径路，如果残余听力没有保留的必要，则可选择经迷路径路或者经外耳道径路。许多研究证实，前庭神经切断术有很好的疗效：Molony（95%，27例）；Thomsen等（88%，42例）；Hillman（95%，39例）。因此前庭神经切断术治疗梅尼埃病的疗效很高。Rosenberg等发现一侧前庭神经切断术后的患者，比单纯用药物进行治疗的患者发生双侧梅尼埃病的概率低（17%*vs.*0，术后随访时间6.3年），不到10%的患者手术效果不好。这种手术方式不能影响梅尼埃病的发病机制，由于积水仍然存在，因此对波动性听力下降没有帮助。现在在美国的文献中正在讨论梅尼埃病的阶段手术治疗，首先选择内淋巴囊手术，如果无效再进行前庭神经切断术。在一项研究中，有36%的术者首先采用耳蜗球囊切开术，24%的术者则首选前庭神经切断术。一侧前庭神经切断术后会出现相应的前庭功能丧失。因此术后要进行相应的药物治疗以及物理康复治疗，帮助前庭代偿。但是双侧梅尼埃病患者不能采用该方法，以免出现Dandy综合征。

（4）人工耳蜗植入：人工耳蜗植入适应证的选择标准是双耳重度或极重度聋，病变部位定位诊断于耳蜗者。在既往的研究中曾报道过一些双侧发展为极重度感音神经性聋的晚期梅尼埃病患者，在植入耳蜗后获得了极大受益，并在观察中发现术后眩晕发作并不常见，特别是当术前1年无眩晕发作时术后很少出现持续反复的发作；若植入前1年仍有眩晕发作者，则可在人工耳蜗植入术前或术中同时行内淋巴囊减压术、半规管填塞等方法控制眩晕。

我科曾为 5 例双侧四期梅尼埃病患者进行了人工耳蜗植入术，最初的目的则是为了提高患者的植入耳听力，改善生活质量。但术后随访却发现几个现象：①手术后随访至今再无眩晕发作，结合文献中术后眩晕发作并不常见的表现，我们猜想人工耳蜗植入对眩晕的控制也有一定的意义，植入过程形成膜迷路的瘘口，植入的耳蜗破坏耳蜗血管纹等结构，形成瘢痕，可能会减少内淋巴液的生成，从而减轻内淋巴囊淋巴回流的压力而减少眩晕。②发现患者植入侧耳鸣减轻，另一侧颅鸣及耳鸣消失，植入耳耳鸣的减轻我们可以用耳蜗直接刺激解释，而另一侧的效果则更加明显，特别是颅鸣，可能是耳蜗的电刺激可以通过听交叉抑制对侧中枢的异常放电。在报道的病例及文献学习中我们发现人工耳蜗植入术在改善患者听力、控制耳鸣耳闷等症状、提高生活质量方面有明显优势，因此可以成为四期梅尼埃病患者的一个选择。

（5）迷路切除术：Schuknecht 和 Cawthrone 首次进行了经外耳道径路行迷路切除术。完整地破坏迷路，切除所有囊斑和壶腹脊的神经上皮。该手术的适应证是听觉功能已经基本丧失，眩晕反复发作、持续时间长，影响生活质量，而且患者的身体条件较差，不允许全麻手术。如果膜性感觉结构切除的不彻底，可以引起持续性眩晕。有时不完全切除术术后出现的眩晕与前庭代偿不完全很难鉴别。Silverstein 将经外耳道的迷路切除术与耳蜗前庭神经切断术联合使用，得到很好的疗效（89%）。另外，使用酒精结晶或者电烧术进行的改良迷路切除术由于可能损伤面神经，现在已经不再使用。手术切除迷路，即使联合使用耳毒性药物，也不如前庭神经切断术可靠。该术式目前在梅尼埃病治疗中已很少使用。

69. 特殊类型的梅尼埃病治疗原则基本上与常见的梅尼埃病一样

（1）Lermoyez 综合征：Marcel Lermoyez 在 1919 年首次报道了该综合征。这是以耳鸣耳聋为首发表现，继而突发眩晕，眩晕出现后耳鸣耳聋等耳蜗症状随即消失或好转为主要临床表现的一种发作性症候群，在临床上比较少见。大部分研究者认为该病是梅尼埃病的一种变异。张青等报道了 1 例左耳先发梅尼埃病，右耳后发 Lermoyez 综合征的病例，认为这两种疾病可能有联系；Schmidt 等对 12 例 Lermoyez 综合征患者进行随访发现其中 6 例有典型梅尼埃病症状，几乎所有患者在 Lermoyez 发病外都有不伴眩晕的听力波动或者不伴听力波动的眩晕发作；Schoonhoven 等发现 Lermoyez 综合征耳蜗电图描记的发现和梅尼埃病相当一致，说明本病与梅尼埃病发病关系密切。Kempf 等（1989 年）发现，Lermoyez 综合征患者的眼震只朝向健侧，没有从刺激和发作之间的变化。

Lermoyez 综合征的发病机制至今尚不完全明了，有着多种理论解释。①认为当内听动脉痉挛时内耳缺血缺氧，出现耳聋耳鸣等症状。当痉挛解除，血流突然进入迷路，内淋巴压力增高，刺激前庭神经末梢，眩晕发作，耳蜗循环改善，听力可好转。②认为本病开始时出现耳蜗内淋巴水肿，由于蜗管壁囊样膨出阻塞连合管而前庭内淋巴不受影响，当内淋巴压力继续上升，一旦冲开此堵塞，内淋巴流入前庭使前庭压力上升出现眩晕，而耳蜗内的压力降低，使耳蜗症状迅速缓解好转。③目前有一种较新的理论是耳石堆积在连合管，耳蜗内淋巴压力上升，先出现耳蜗症状，压力继续上升直至冲开耳石进入前庭引发眩晕。④ Huang 等（1991 年）认为这是一种前庭性偏头痛的表现。

治疗 Lermoyez 综合征患者尽量不做甘油试验，因甘油试验时听力可能出现进一步下降。其治疗处理完全参照梅尼埃病。

（2）Tumarkin 耳石危象：Tumarkin 耳石危象发病时可能没有任何先兆，而且在神志完全清醒的情况下突然摔倒。Tumarkin1936 年首次报道，他认为这是"耳石危象"。患者往往有头部撕裂感，可以用急性球囊或椭圆囊撕裂解释，称为Tumarkin 耳石危象或者跌倒危象。多数情况下出现单侧的耳鸣和听力下降，可能是球囊破裂引起耳石的自发运动，不能对重力进行空间定向造成的。至今没有 Tumarkin 倾倒的病理检查结果报告。目前认为发生机制是：耳石输入信号的突然改变，导致错误的重力垂直参照，因此出现不正确的前庭脊髓反射，出现跌倒。发作十分迅速，通常出现后继损伤。患者常常主诉被推了一把或者感觉运动，发作持续很短，常常没有明显眩晕。跌倒危象在2%～6%的梅尼埃病患者中出现。治疗方法类似梅尼埃的治疗，但是必须和其他疾病鉴别，比如心源性椎基底动脉供血不足以及偏头痛等。

（3）迟发性膜迷路积水：先出现感音神经性听力下降，然后数月或数年后才发生眩晕发作，这种临床变异叫作"迟发性膜迷路积水"，但更好的术语应该是延迟梅尼埃病，因为内淋巴积水是一种病理学表现。该病由 Nadol 和 Wolfson 于 1975 年首次提出，是指曾经单耳或者双耳极重度聋数年后出现类似梅尼埃的眩晕发作，耳聋和眩晕发作的时间间隔差别很大（1 ～ 74 年），但是和耳聋的发生之间有一定的时间间隔。耳聋的原因繁多，如头部外伤、病毒性迷路炎（疱疹、流感）、特发性突聋、乳突炎、脑膜炎、白喉、风疹等。迟发性膜迷路积水的病因不明，可能是以前受到影响内淋巴代谢的损伤，迟发只是因为内耳损伤后，出现膜迷路积水需要一定的时间。诊断依靠病史和类似梅尼埃病的表现及重度听力下降，而对侧耳完全正常。也有报道数年前出现极重度感音神经性聋的患者健侧耳数年后出现类似梅尼埃病表现，原因可能就是迟发性膜迷路积水。推测可能致聋的原因是病毒感染，并且病毒对于健侧耳也有一定的损伤，虽然没有当时产生耳聋，但数年后出现积水。

70. 梅尼埃病会引起内耳功能不可逆的下降，而前庭性偏头痛一般不会造成内耳永久性的功能下降

前庭性偏头痛是最常见的自发发作性眩晕疾病，梅尼埃病则第二常见。梅尼埃病虽然跟前庭性偏头痛的发病机制不一样，但是无论是病因、诱因、临床表现二者均有相似之处，目前两个疾病都是症状诊断，没有实验室检查作为确诊依据，两者鉴别有时非常有挑战性，尤其在疾病的早期更加困难，而且临床上这两种疾病同时存在的并不少见。两者最大的区别是：梅尼埃病会引起内耳功能不可逆的下降，而前庭性偏头痛一般不会造成内耳永久性的功能下降，属于功能性疾病。当两者同时并存时，应优先诊断和处理梅尼埃病。两者的主要鉴别点见表 9。

表 9　梅尼埃病和前庭性偏头痛的主要区别

项目	梅尼埃病	前庭型偏头痛
发病机制	膜迷路积水	颅血管神经功能紊乱
诱因	强声、偏咸饮食	视觉刺激、食物刺激、温度变化、嗅觉刺激等
持续时间	20 分钟～12 小时	5 分钟～72 小时
发作次数	2 次以上	5 次以上
先兆	常有耳鸣加重、耳闷胀感	视觉先兆
听力下降	必有	可有，可逆
内晕外晕	闭眼仍有剧烈眩晕	闭眼后明显缓解
位置性眩晕	可伴 BPPV	BPPV、CPPV 均可伴有

续表

项目	梅尼埃病	前庭型偏头痛
恶心呕吐	非常剧烈	常不剧烈
便意	常无	可有强烈便意，排尽后眩晕消失
头痛	常无	常有
发作特点	不可抗拒	初起可忍受，如不立即休息会越来越重
发作周期	应在一周以上	可频繁发作
发作后	仍有不适症状	迅速跟正常一样

参考文献

1.Sajjadi H，Paparella MM.Meniere's disease.Lancet，2008，372（9636）：406-414.

2.Huang TS.Endolymphatic sac surgery for Meniere's disease: experience with over 3000 cases.Otolaryngol Clin North Am，2002，35（3）：591-606.

3．Campbell K.Transection and occlusion of lateral semicircular canal in guinea pigs.Ann Otol Rhinol Laryngol，1998，107（11 Pt 1）：1000.

4.Gentine A，Martin E，Schultz P，et al.Lateral semicircular canal plugging：a simple and effective surgical treatment against incapacitating Menière's disease.Rev Laryngol Otol Rhinol（Bord），2008，129（1）：11-16.

5．樊兆民，张道宫，韩月臣，等．半规管阻塞术治疗顽固性梅尼埃病的短期疗效分析．中华耳鼻咽喉头颈外科杂志，2012，47（8）：677-679.

6.Yin S，Chen Z，Yu D，et al.Triple semicircular canal occlusion for the treatment of Ménière's disease.Acta Otolaryngol，2008，128（7）：739-743.

7. 中华医学会耳鼻咽喉科学分会，中华医学会耳鼻咽喉科杂志编辑委员会. 人工耳蜗植入工作指南（2003 年，长沙）. 中华耳鼻咽喉科杂志，2004，39（2）：66-69.

8.Holden LK，Neely JG，Gotter BD，et al.Sequential bilateral cochlear implantation in a patient with bilateral Ménière's disease.J Am Acad Audiol，2012，23（4）：256-268.

9.Lustig LR，Yeagle J，Niparko JK，et al. Cochlear implantation in patients with bilateral Meniere's syndrome.Otology &Neurotology，2003，24（3）：397-403.

10. 张青，许珉，张晓彤，等 . 右耳 Lermoyez 综合征和左耳梅尼埃病一例 . 中华耳鼻咽喉头颈外科杂志，2008，43（4）：312.

11．Yamane H，Sunami K，Iguchi H，et al.Assessment of Meniere's disease from a radiological aspect - saccular otoconia as a cause of Meniere's disease?Acta Otolaryngol，2012，132（10）：1054-1060.

12．Park JJ，Chen YS，Westhofen M.Meniere's disease and middle ear pressure：vestibular function after transtympanic tube placement.Acta Otolaryngol，2009，129（12）：1408-1413.

13.Russo FY，Nguyen Y，De Seta D，et al.Meniett device in meniere disease：Randomized，double-blind，placebo-controlled multicenter trial.Laryngoscope，2017，127（2）：470-475.

14．Juyong Chung，Hahn Jin Jung，Chong Sun Kim，et al.A Case of Post-Traumatic Meniere's Disease.Korean J Audiol，2014，18（1）：41-44.

15．韩琳，余力生，刘燕，等 . 影响内淋巴囊减压术后生活质量的相关因素分析.中华耳科学杂志，2013，11（3）：423-427.

16.Nakayama M，Masuda A，Ando KB，et al.A Pilot Study on the Efficacy of Continuous Positive Airway Pressure on the Manifestations of Ménière's Disease in Patients with Concomitant Obstructive Sleep Apnea Syndrome.J Clin Sleep Med，2015，11（10）：1101-1107.

17.Monsanto RD，Pauna HF，Kwon G，et al.A three-dimensional analysis of the endolymph drainage system in Ménière disease.Laryngoscope，2016.

18.McNeill C，Cohen MA，Gibson WP.Changes in audiometric thresholds before，during and after attacks of vertigo associated with Meniere's syndrome.Acta Otolaryngol，2009，129（12）：1404-1407.

19.Adrion C，Fischer CS，Wagner J，et al.Efficacy and safety of betahistine treatment in patients with Meniere's disease：primary results of a long term，multicentre，double blind，randomised，placebo controlled，dose defining trial（BEMED trial）.BMJ，2016，352：h6816.

20.Imamura S，Nozawa I，Imamura M，et al.Clinical observations on acute low-tone sensorineural hearing loss. Survey and analysis of 137 patients.Ann Otol Rhinol Laryngol，1997，106（9）：746-750.

21.Noguchi Y，Nishida H，Tokano H，et al.Comparison of acute low-tone sensorineural hearing loss versus Meniere's disease by electrocochleography.Ann Otol Rhinol Laryngol，2004，113（3 Pt 1）：194-199.

22.Schaaf H，Seling B，Rienhoff NK，et al.Is recurrent loss of low frequency tone perception-without vertigo-a precursor of Meniere disease?HNO，2001，49（7）：543-

547.

23. Ganzer U. Leitlinie "Hörsturz". Konsensusbericht im Auftrag des Präsidium der Deutschen Gesellschaft für Hals-nasen-Ohren-Heilkunde，Kopf-und Hals-Chirurgie. HNO Information，2004，4：302-308.

24.Plontke S.Therapy of hearing disorders - conservative procedures.GMS Curr Top Otorhinolaryngol Head Neck Surg，2005，4：Doc01.

25.Helmut Schaaf.Morbus Menière.Springer，2012.

26.Saliba I，Gabra N，Alzahrani M，et al.Endolymphatic duct blockage: a randomized controlled trial of a novel surgical technique for Ménière 's disease treatment.Otolaryngol Head Neck Surg，2015，152（1）：122-129.

27.吴萍，王海涛，吴子明.梅尼埃病的流行病学与精神心理.中华耳科学杂志，2011，9（4）：387-390.

28.刘兴健，吴子明.梅尼埃病流行病学特征在日本不同时代的变化：一项外周前庭疾病研究会的长期调查.听力学与言语疾病杂志，2012，20（4）：400.

（韩　琳　整理）

前庭性偏头痛

谈到前庭性偏头痛，就得先说说头痛与偏头痛。头痛是文明人类最常见的疾病，约有 90% 的人有过头痛症状。考古发现，部分在数万年以前的新石器时代出土的人类颅骨顶有人工凿出的圆孔，推测这种最早出现的外科手术的目的就是原始人认为，头痛是头颅里存在着恶魔，人工在颅骨上钻个孔，好把引起头痛的恶魔放出来。

偏头痛实际上是人类进步的表现。适当的焦虑对于人类的进步非常重要，但是过度了就会引起头痛。这种类型的人往往对自己要求严格，积极上进。所以某种意义上来说，偏头痛是一种"上进病"。偏头痛实际上是身体内的"纪检系统"，起到报警的作用。如果出现视觉先兆，头昏沉感，眼球轻度抖动，这就是身体正在发出已经超过正常负荷的警报；患者一定要停下正在进行的工作，赶紧闭目休息。如果患者想坚持继续进行，则眩晕、恶心、呕吐等症状会进一步加重，强制短路，直到患者完全放弃，开始休息为止，而且持续的时间也会延长。

71. 偏头痛女性患病率明显高于男性

男女均可患偏头痛，但女性患病率明显高于男性，文献报道男女比例可为 1 ： 3 ～ 5。女性终生患病率为 43%，男性为 18%。美国统计资料显示，美国女性偏头痛患病率为 17.6%，男性为 6%；白种女性患病率为 20.4%，明显较非洲裔女性 16.2% 高。亚裔美国女性患病率为 9.2%，最低，提示该病可能有遗传因素。中国大陆的发病率为 986/10 万。中国偏头痛流行病学研究显示人群患病率为 9.3%，与国外基本一致，其中女性患病率为 16%，男性为 9%。其特点为反复发作的搏动性头痛。但是偏头痛并不总是单侧发生，约有 40% 可双侧发生，而且侧别也经常发生变化。

女性之所以高发，可能与女性特有的内分泌有关，主要有三个时期即青春期、月经期及围绝经期。围绝经期偏头痛的患病率为 10% ～ 29%。一项更年期门诊偏头痛患病率的调查显示 57% 的女性在过去 3 个月有头痛发作病史，29% 报告有偏头痛，另一项研究调查 1000 例 29 ～ 73 岁就诊于更年期门诊的女性有 85% 的女性自述有复发性头痛，其中 73% 的女性每个月至少发作一次，24% 女性有偏头痛。在一项绝经过渡期与偏头痛的横断面调查研究中，1436 例 40 ～ 54 岁的女性中有 69% 的女性过去一年中至少有过一次头痛，根据国际头痛协会的诊断标准，偏头痛的患病率为 16.5%，自然绝经中偏头痛的患病率为 11%，绝经期前和围绝经期女性的患病率为 17%。另有一项前瞻性队列研究 404

例 35 ～ 47 岁的绝经前女性经过 9 年随访，绝经前偏头痛的患病率为 34%，随访 9 年后绝经后女性偏头痛的患病率为 24%，绝经后偏头痛的患病率降低，但围绝经期与绝经前期相比患病率没有显著性差异。

偏头痛和头晕在一般人群的发病率分别为 14% 和 7%，同时随机发生的比例为 1.1%。事实上，研究显示人群中 3.2% 同时有偏头痛和眩晕，同时发生的比例是偶然伴发的 3 倍。原因就在于头痛和前庭之间有着非常密切的关系，他们的关系虽然很早就被注意到，但是 1984 年 Kyan 才进行了系统的描述。偏头痛患者中，28% ～ 30% 有头晕症状，25% ～ 26% 有眩晕发作史。50% ～ 70% 有各种类型的头晕。偏头痛中头晕和眩晕的发生率远高于紧张型头痛。儿童发作性眩晕很多今后会发展成偏头痛（偏头痛等位症）。而且，儿童眩晕发作的最常见病因就是前庭性偏头痛。

72. 偏头痛的发病机制目前仍不十分清楚，究竟是单一因素或多因素作用所致有待更深入的研究

头痛可分为原发性和继发性以及颅神经痛、面痛和其他头痛。原发性头痛包括：偏头痛、紧张型头痛、丛集性头痛、三叉神经自主性头痛和其他原发性头痛。有近 80% 的头痛为原发性头痛，最常见的原发性头痛就是偏头痛。偏头痛是全球发病率第 3 位的疾病，也是全球第 7 位致残性疾病。

　　偏头痛的确切发病机制目前仍不十分清楚，感染学说、血管源性学说、神经源性学说、遗传学说都难于完全解释偏头痛的病理生理机制。偏头痛究竟是单一因素或多因素作用所致，有待更深入的研究。

　　有人认为偏头痛是一种对内或外部环境突然改变引起的一种神经血管反应，也有人认为偏头痛属于脑干功能障碍性疾病。有研究表明，5- 羟色胺（5-HT）受体激动导致三叉神经血管系统内的一氧化氮合酶活化，一氧化氮诱导血管扩张。三叉神经血管学说在偏头痛病理生理机制中占主导地位。

　　（1）血管源性学说：目前有一些支持血管学说的证据：①偏头痛多表现为与脉搏一致的搏动性头痛；②偏头痛发作时颅外血管扩张，并出现搏动；③血管收缩药（麦角胺）有效，血管扩张剂（酒精、亚硝胺等）加重头痛。偏头痛发作早期是血管收缩反应，然后出现持续血管扩张反应。一些临床影像学方面的研究提示偏头痛发作时引起颅内血流动力学改变，表现为脑血管不规则收缩、扩张，血液正常层流改变为涡流、湍流状态。大脑血流动力异常，脑血流改变及脑血管扩张、过度收缩等是可能导致偏头痛临床发作的原因。

　　（2）神经源性学说：有学说认为偏头痛属于脑干功能障碍性疾病，而脑干功能失调使外周感觉传入过滤 / 抑制功能缺失，使三叉神经分布区出现无菌性神经炎症反应，结果是外周和中枢呈超敏状态。所以偏头痛是在遗传基础上的三叉神经血管功能紊乱性疾病。由于三叉神经支配前庭耳蜗血管，所以偏头痛发作时，可以出现前庭耳蜗症状，就是前庭性偏头痛。

（3）皮质扩布性抑制学说：这可能是偏头痛先兆的病理生理学基础。当有先兆偏头痛患者出现精神或生理应激时，脑感觉神经元受到过度刺激或脑内抑制性神经通路调节过程受到影响，产生皮质扩布性抑制，偏头痛患者继而出现先兆症状。

（4）遗传机制：偏头痛与遗传因素密切相关，在了解一些患者病史时得知其家属也会患有此病。通过调查研究发现，在有家族史的家庭成员患偏头痛的危险增高。与普通人群相比，在一个家族中，偏头痛患者的后代亲属患有偏头痛的危险性会增加2倍。

（5）基因变异：有研究人员认为，基因突变引起分布于中枢神经系统的改变和神经递质异常的释放，导致先兆的发生和头痛症状的出现。

（6）围绝经期偏头痛的病理生理机制：偏头痛的发生与女性生殖周期中性激素水平的波动密切相关。围绝经期激素水平的急剧下降和剧烈波动不仅会导致诸如潮热、夜汗、情绪异常等更年期症状的出现，偏头痛的患病率同样增加。女性偏头痛往往在月经初潮后开始出现，月经期加重，妊娠和绝经后症状改善。但是部分患者眩晕症状会取代头痛症状。

目前解释偏头痛最常用的假说是雌激素撤退假说。月经前和绝经过渡期或绝经早期突然下降的雌激素可诱发偏头痛诱发。雌激素可能通过以下机制诱发围绝经期偏头痛：①对神经递质

5-HT 的影响：雌激素可增加 5-HT 的生成，减少五羟色胺的再摄取并降解血中 5-HT 水平，雌激素水平变化可以改变类神经元及脑内受体对 5-HT 的敏感性，干扰交感神经的方式影响靶器官功能，使易感者的颅内外血管舒缩功能改变而致偏头痛。②对降钙素基因相关肽（CGRP）的影响：CGRP 是一种具有强大舒血管作用和神经细胞保护作用的调节肽，是偏头痛病理生理机制中重要的神经肽，偏头痛发作时 CGRP 浓度升高，使用抗偏头痛药物后水平降到正常。雌激素可能通过调控三叉神经节内 CGRP mRNA 的表达从而影响偏头痛的发生。有研究显示雌激素可以降低三叉神经节内 CGRP mRNA 的表达，在高雌激素替代组，造模前后 CGRP mRNA 未发现显著差异，提示高剂量雌激素可能抑制了硝酸甘油诱发的三叉神经节细胞的激活，降低了三叉神经节内 CGRP 基因的表达水平。这可以解释临床上雌激素可以改善偏头痛症状，以及大多数妇女在雌激素水平较高的妊娠期，偏头痛症状缓解的原因。

73. 前庭性偏头痛可能为偏头痛的一个等位症，其真实发病率很可能高于耳石症

前庭性偏头痛（vestibular migraine，VM）的概念最初是在 1999 年由 Dieterich 和 Brandt 提出，文章回顾性分析 90 例可能和偏头痛有关的发作性眩晕患者。这些患者不符合基底性偏头痛的标准，但是抗偏头痛治疗有效，而且除外了其他可能疾病，因此

建议使用"vestibular migraine"一词。

VM 是非常常见的疾病，一般人群可以达 1%，头晕门诊可能有 10%，头痛门诊则有 9%。VM 多为中年女性，女性明显优势比为 5∶1。前庭症状通常在头痛几年后，头痛减弱或者消失后出现。前庭症状多于女性更年期开始出现，可能为偏头痛的一个等位症。过去我们对前庭性偏头痛重视不够，其真实发病率很可能高于耳石症。

约 50% 与偏头痛相关的眩晕发作是在没有头痛的时候。此外偏头痛头晕通常不是发作性的，而是主诉慢性平衡失调和严重度增加，逐渐增强变为眩晕或严重不平衡。也可出现位置性眩晕，但是其特点是一般没有潜伏期，且持续存在没有疲劳现象。位置变化时可有眼震也可没有。眼震方向必须与刺激的方位一致才是外周性的 BPPV。

前庭性偏头痛患者常会由视觉刺激和动作诱发头晕发作。如在长而宽的通道和荧光灯的商店内常觉不适。注视火车通过，观看银幕上滚动的人员名单，断续的新闻或注视影像游戏均可诱发头晕，人多嘈杂时也可诱发。重复性动作，如计算机工作（特别是抄写工作）和园艺工作，都可引起发作或是原来的头晕加重。约 50% 的偏头痛患者有幼时晕车史，不喜欢游乐园中骑车或晕船，这种现象在成年后可能消失或减弱，但可复发。此病常在月经期或月经不规则时发作或加重，密集发作可在月经前后、怀孕或停经前后。必要时需考虑性激素治疗，或改变原有的治疗方案。其他刺激诱发因素包括压力、食物、天气变化或旅行。发作有集中在节假日的趋势，因为节假日常有旅行、活动的压力、生活不规律和饮食改变。最显著的诱因是巧克力、红酒和肉食。发作可能提示对压力和焦虑的"无法补偿"。汽车旅行比乘机旅行更为严重。乘船也会引起发作，且可能导致登陆后有类似偏头痛的慢性不平衡，称为晕海综合征。

生活不规律、睡眠障碍当然可以诱发前庭性偏头痛，但是睡眠时间过长也会诱发此病。

患者多伴有抑郁或焦虑。偏头痛头晕是患者精神病变的一个症状，或心理障碍的一个诱发因素，或是不同但相关的精神病态，目前尚无定论，常有惊恐病史。前庭神经炎后也可出现BPPV，两者均可引起焦虑，也足以诱发偏头痛。

儿童偏头痛发作往往是进食大量兴奋类食物，如油炸食品、雪碧、可乐、香肠等，以及睡眠前游戏玩耍，过度兴奋有关。1～4岁的儿童很少出现良性阵发性位置性眩晕。其病因有人认为是偏头痛的一种（没有头痛）。Hamann对儿童眩晕患者进行研究认为，儿童良性阵发性位置性眩晕应该能够很容易与偏头痛引起的眩晕相区别。

74. 前庭性偏头痛的临床表现非常多样，目前没有任何检查可以确诊

2001年Neuhauser首先提出前庭性偏头痛的诊断标准。前庭

性偏头痛的诊断根据临床表现，与梅尼埃病类似，也分为确定诊断和疑似诊断。2012 年 Bárány 学会和国际头痛学会（IHS）进行修订，并将这一诊断以附录的形式写在 2013 年国际头痛分类指南里。将这一疾病首次作为一个独立的实体提出，提出了确定的前庭性偏头痛和很可能的前庭性偏头痛。2012 年前庭性偏头痛诊断标准（表 10）较 2001 版对头晕的类型、强度、持续时间都有了更加严格的界定。以前确诊的部分前庭性偏头痛不再符合新版诊断标准。但是指南只是对已有证据的科学规范的总结。疾病的治疗是一门艺术，尤其面对每一个个体时，异质性更加突出。因此临床上要充分考虑偏头痛体质在一般人群中的高发病率，对患者采用更为有效的治疗方法。

表 10　Bárány Society and ICHD-3, 2012 年 VM 诊断标准

确定的前庭性偏头痛	很可能的前庭性偏头痛
1. 至少 5 次中重度的前庭症状发作，持续 5 分钟～ 72 小时 2. 既往或目前存在有或无先兆偏头痛 3. 50% 患者前庭症状发作时伴有至少一项偏头痛性症状： 　　A．头痛，至少有下列两项特点： 单侧、搏动性、中重度疼痛、日常体力活动加重头痛 　　B. 畏光和畏声 　　C. 视觉先兆 4. 难以用其他前庭和 ICHD 疾患解释	1. 至少 5 次中重度的前庭症状发作，持续 5 分钟～ 72 小时 2. 仅符合前庭性偏头痛标准中的 B 或者 C 3. 难以用其他前庭和 ICHD 疾患解释

　　VM 的诊断主要依靠病史及临床表现，目前没有任何检查可

以确诊 VM，但是可以评价 VM 的前庭功能和听力情况。结合纯音测听及前庭双温试验、VEMP 和视频头脉冲试验（v-HIT）检查，了解半规管、椭圆囊及球囊的功能情况。一项研究提示 VM 患者的前庭双温检查只有 5% 异常，v-HIT 中只有 2% 异常（增益降低），而 47% 的患者 VEMP 异常，从而认为 VM 患者低高频前庭功能是正常的，椭圆囊和球囊功能可能有异常。而另一项研究中则认为，76% 的前庭性偏头痛患者存在前庭功能异常，在冷热试验的基础上加用摇头试验和旋转试验，可以提高 VM 患者前庭功能异常的检出率。不同的结果也提示不能根据检查做出诊断，检查只能作为判断的辅助工具。很多 VM 患者有前庭敏感，双温试验可证实，说明 VM 患者发作时基本有前庭高度敏感表现，询问患者是否有前庭敏感有助于诊断。Morganti 等认为前庭高度敏感是本病的显著特征。疾病缓解期加强前庭功能锻炼，可降低前庭敏感性。

偏头痛也可造成内耳的缺血性损伤。眼震电图检查中的眼球运动检查常出现追踪检查异常，也可出现变位性眼震。Dix-Hallpike 检查可与 BPPV 鉴别。眼震特点是没有潜伏期，没有疲劳的持续眼震，或只有眼震没有眩晕感。视运动检查可诱发更严重的头昏、恶心和头痛。旋转试验常出现视觉增强的 VOR 效应。

总的来说，前庭性偏头痛的临床表现非常多样，发病时间标准中指的是 5 分钟～ 72 小时，实际上其发作时间可长可短，短的可表现为瞬间头（眩）晕，长的有时可达 10 天以上，甚至更长的时间。

75. 前庭性偏头痛与梅尼埃病非常相似，但要注意鉴别

前庭性偏头痛与梅尼埃病的临床表现非常相似，有时很难区分，特别是早期梅尼埃病的间歇期和听力可完全恢复正常时。很多情况下，患者可能同时患有前庭性偏头痛和梅尼埃病。1972 年美国梅尼埃病指南中只有典型的眩晕发作，没有听力下降的前庭型梅尼埃病，目前多认为是前庭性偏头痛。但是，仔细分析，两者仍有以下区别：

（1）前庭性偏头痛引起的听力下降多为暂时的，一般不会造成永久性的听力下降，所以一旦出现永久性听力损失，应优先诊断梅尼埃病。

（2）梅尼埃病的病理生理机制是膜迷路积水。积水严重到相当的程度，膜迷路破裂后出现眩晕和听力下降等症状。积水-破裂-破裂口愈合-再次积水-破裂需要相当的时间。所以，梅尼埃病不太可能在一周以内反复发作。也就是说，如果患者每天都有眩晕发作，甚至一天以内数次发作，可以肯定，绝大多数发作都不是梅尼埃病的眩晕发作。

（3）梅尼埃病的眩晕一旦发作，患者根本无法抗拒。而前庭性偏头痛发作前，常有视觉先兆。如果患者不能立即停止正在进行的事情，眩晕症状会逐渐加重，直到患者自己放弃抵抗为

止。患者坚持抵抗的时间越长，症状会越重，而且持续时间也会越长。

（4）梅尼埃病的发作是膜迷路破裂，所以发作过后，患者有一段时间不敢晃动头部，这样会加重内外淋巴液混合，所以仍有一段时间有不适感。而相当部分前庭性偏头痛患者在发作结束后，会立即跟"好人"一样。

（5）梅尼埃病发作前常有耳鸣加重、耳闷胀感加重表现。而前庭性偏头痛主要出现视觉先兆。

（6）虽然梅尼埃病患者可以畏声，也可以有头痛，但是前庭性偏头痛的患者敏感症状更多，畏光畏声，救护人员甚至不能触碰患者（触觉敏感）。

（7）梅尼埃病发作时伴随的自主神经功能紊乱症状如恶心、呕吐常常较重。当然，也有一部分胃肠刺激诱发的前庭性偏头痛患者也可以出现剧烈恶心呕吐症状，而且不少患者还有想大便的症状。一旦将胃内容物吐干净了，或者大便排干净了，眩晕症状立即停止。

（8）前庭性偏头痛患者发作时必须闭眼。而单纯的梅尼埃病发作可能喜欢睁眼（包括前庭阵发症患者）。单纯的前庭性偏头痛患者闭眼后，旋转感常完全消失。如果闭眼后，虽症状改善，但仍有旋转感，往往提示有外周前庭参与，是前庭性偏头痛同时伴有梅尼埃病。

（9）梅尼埃病的发作持续时间为 20 分钟～ 72 小时，凡是发作时间少于或者多于这个时间范围的，优先考虑前庭性偏头痛。虽然国际规定，确定的前庭性偏头痛的发作时间为 5 分钟～ 72 小时，但是实际上，其发作的持续时间变异非常大，可以从数秒到数十天，甚至 1 个月。

（10）梅尼埃病可以同时伴有 BPPV，而前庭性偏头痛既可伴有 BPPV，也可伴有 CPPV。

（11）梅尼埃病男女比例差不多。前庭性偏头痛女性明显多于男性。男女比为 1 ∶（3 ～ 5）。

（12）前庭性偏头痛的诱因比梅尼埃病多，且复杂。除了紧张、劳累、情绪波动、睡眠障碍是其共因外，视觉刺激、味觉刺激、温差变化、嗅觉刺激、皮肤感觉刺激等均可诱发前庭性偏头痛。

有专家报道的前庭神经炎在其接诊的眩晕患者中可占 10% 左右，这个数字笔者认为实在是太高了，而且相当多病例都是多次发生的，对于前庭神经炎来说，基本上是不可能的。临床较为常见的是贝尔氏面瘫，几乎没有反复发生的，如果反复发生，一定有别的原因。这些眩晕病例，90% 应该都是前庭性偏头痛。

76. 前庭性偏头痛首先是努力找到致敏因素，其次才考虑用药物治疗

简单理解，偏头痛就是大脑处于超敏状态，有多种致敏因素，可以诱发（前庭性）偏头痛。可以是视觉诱发（常常在看到

运动、晃动的物体；闪亮的东西，如霓虹灯；长时间观看电脑、电视、手机等电子产品后发生。部分患者出门常戴墨镜）；嗅觉诱发（如闻到某种气味）；食物诱发（如烟、酒、咖啡、酒、腌菜熏制的肉类、雪碧、可乐、味精等兴奋类食物）；声诱发（强声刺激）；皮肤感觉诱发（触碰感觉超敏）；温度敏感（患者常比一般人穿得多，对温差变化非常敏感，常喜欢戴帽子，围着丝巾）等。过敏性疾病的治疗第一原则是查清并隔离变应原。所以前庭性偏头痛的基本治疗首先是努力找到致敏因素，改变不良的工作习惯与生活习惯。其次才考虑用药物治疗。所以患者的健康教育非常重要。

在治疗原则和方案选择上，以下几种偏头痛是需要重点关注的。

（1）偏头痛发作期治疗：一般采用分级治疗方法，应尽量去除诱因，治疗应尽量个体化，有些患者可以直接使用特异性抗偏头痛药物。应避免大量使用止痛药物，以免引起止痛药物依赖性头痛。患者往往对于发作有恐惧感，因此一定要教导患者如何正确应对前庭性偏头痛的眩晕发作。一旦出现视觉症状，往往是动脉痉挛缺血的表现。此时，患者应立即停止手上正在进行的工作，平躺，闭眼，以改善脑动脉血供。而一旦眩晕开始发作，此时应是脑血管静脉回流障碍，患者最好取半斜坐位，以利于脑静脉回流。如果能够自我调整，发作的程度以及持续的时间往往会大幅下降。如果患者试图继续完成手上的工作，发作程度多会进一步升级，直到患者放弃抵抗。这种情况下，眩晕持续的时间也往往会延长。当然，食物刺激胃肠引起的眩晕发作，只有吐尽胃内容物，或者有强烈大便的欲望，排尽后才会好转。

1）偏头痛诊断成立应首先选用治疗药物金字塔底部的药物，常用药物为普通止痛药物如索米痛片、阿司匹林（300～600mg，q6h）、对乙酰氨基酚（最大剂量为1000mg，q6h）和布洛芬（200～400mg，q4～6h）。

2）如效果不满意，可使用二线药物，常为复合止痛药物如加合百服宁等。

3）三线药物即特异性抗偏头痛药物，主要为麦角制剂（麦角胺咖啡因和双氢麦角胺）或特异性 5-HT1B/1D 激动剂曲普坦如英明格及佐米格等。

4）如仍无效，可以考虑注射用曲普坦。曲坦类药物为选择性 5- 羟色胺受体激动剂，抑制血管收缩和阻断三叉神经信号的传递，达到阻滞神经敏感化的过程。舒马曲坦和其他曲坦类药物的应用，使偏头痛急性发作的治疗效果显著改善，是控制偏头痛急性期发作的常用药物。抗抑郁药是能够控制偏头痛再发的预防性治疗药物，对偏头痛伴有紧张性头痛者有效，不良反应与剂量相关，能有效地预防偏头痛，耐受性较好。

药物治疗常可缓解头痛，但是眩晕常不能减轻。故在发作时可服用止晕和止吐的药物。治疗前庭神经炎的药物，吩噻嗪类药物，如普鲁氯嗪、异丙嗪、甲氧氯普胺、安定可减轻症状。

（2）围绝经期偏头痛与性激素补充治疗：性激素补充治疗（HRT）可在围绝经期用于治疗由雌激素水平下降引起的更年期症状。但 HRT 对围绝经期偏头痛的症状则既可能有改善也有可能加重。研究发现经皮的雌激素贴剂或者凝胶与口服性激素相比偏头痛症状改善更加明显，可能与口服性激素更容易导致性激素水平的波动从而加重偏头痛有关。研究发现口服雌二醇加醋酸甲羟孕酮制剂的 HRT 方案会加重偏头痛，但经皮的雌二醇和醋酸甲羟孕酮却没有这种现象。

在围绝经期阶段，对于有子宫的女性，一般情况下要给予每周期 12 ～ 14 天的孕激素治疗，防止子宫内膜非典型增生及子宫内膜癌。在围绝经期偏头痛患者中连续联合的治疗方案比周期序贯性治疗方案的耐受性更好。Facchinetti 等的一项前瞻性研究发现 HRT 会加重绝经后女性偏头痛发作的频率和严重程度，但连续联合的 HRT 优于其他方式，其偏头痛发作时持续的时间较短而且发作频率也低。Nand 等的研究探讨孕激素在偏头痛的发生中是否具有作用，他们比较雌二醇联合三种不同剂量的醋酸甲羟孕酮对偏头痛的影响，然而并未发现二者之间存在关联。Aegidius 等研究发现绝经后女性进行 HRT 治疗与偏头痛存在关联，不管是口服还是局部性激素治疗。Misakian 等研究一项绝经后性激素治疗与偏头痛的研究发现，绝经后性激素治疗与偏头痛存在关联，但无法得出是否是性激素治疗导致偏头痛的发生。综上，不管是补充雌激素还是雌激素的撤退都可能诱发偏头痛，因而偏头痛患者可能对激素水平的波动更敏感而不是循环中雌激素的水平。

偏头痛虽然不是性激素补充治疗的禁忌证，但最近有不少研究表明，偏头痛会增加缺血性脑卒中发生的风险，尤其是有先兆的偏头痛（MA）患者在使用性激素治疗时脑卒中的风险明显增加。因而围绝经期偏头痛患者使用性激素治疗时需要提高警惕，关于运用性激素补充治疗围绝经期偏头痛也存在广泛争议。

（3）预防性治疗：目前临床上偏头痛预防性用药品种繁多，根据欧洲神经病协会联盟（EFNS）最新的推荐，偏头痛预防性治疗的一线用药为β受体阻滞剂（普萘洛尔、美托洛尔）、钙离子通道阻滞剂（氟桂利嗪）及抗癫痫药物（托吡酯以及丙戊酸）。预防性治疗的目的包括降低发作的频率和严重程度，增加急性发作对终止发作治疗的反应，改善生活质量。预防性治疗的指征为：①1个月内2次以上发作造成劳动力丧失持续3天以上。②有用药禁忌证或发作期治疗药物无效。③1周需应用终止发作药物2次以上。④偏瘫性偏头痛或少见的能产生广泛性神经系统紊乱或有永久性神经系统损伤危险的头痛发作。

另外，在诊治凡是可能复发的疾病如前庭性偏头痛、BPPV、梅尼埃病、波动性低频下降型感音神经性聋均要向患者说明这些疾病是可能复发的，可以适当给出如何避免复发的方法。在患者的习惯改善方面，也有以下建议：

①饮食限制：偏头痛患者对特殊食物和饮料非常敏感。特

别是兴奋类、刺激性食物，如香烟、酒、咖啡、茶叶等。必须说明，并不是同一患者对所有的这些食物都会引起偏头痛，有很大的个体差异。用硝酸钠处理保存的肉类、红酒、花生、奶酪和巧克力是很强的刺激物，含酪胺的食物，熟香蕉、豆类、豆角、咸鱼、肝和酵母，油炸食物，柑橘类水果，谷氨酸盐、亚硝酸盐、糖精等添加剂。

②减少视觉刺激：手机、电脑、电视等电子产品都对视觉有较强刺激，尤其是睡觉前应减少这些刺激。

③减轻压力，使用生物反馈疗法和心理治疗。

④前庭康复。

⑤药物治疗：药物治疗主要分为发作期治疗和预防性治疗。发作期治疗重点在于消除临床症状。预防性治疗主要是减少或阻止发作。

77. 小儿偏头痛的诊断和治疗

小儿偏头痛常在儿童期发病，10 岁以前发病者约占 20%，20 岁以前发病者约占 45%。在性别比上，青春期前男女比例基本相当。有先兆偏头痛发病早于无先兆偏头痛，男性发病早于女性。儿童及青少年偏头痛较成人偏头痛的家族遗传倾向更明显，有家族史的患儿占 50% ～ 90%。

小儿偏头痛也是一种发作性头痛，但与成人不同。儿童偏头痛以双侧颞部和双侧额部多见，双侧分布者高达 60%，头痛的持续时间较成人短，一般在放学后开始，常在 2 小时以内缓解。睡眠或应用止痛药可缓解头痛。青少年阶段，单侧头痛者稍增多，持续时间相对延长，且睡眠和止痛药不易缓解。儿童及青少年偏头痛不会每日发作，一般每月 1 ～ 4 次。

小儿偏头痛发作时伴随症状较成人更为常见，常有面色苍白、食欲减退、腹痛、恶心、呕吐、怕光、畏声和思睡。成人一般不出现腹痛。小儿偏头痛的诱因不如成人明显，常见的诱因有饮食、焦虑、紧张、学习、疲劳、睡眠过多或过少、轻微头部外伤、气味刺激等。小儿偏头痛一般没有明显抑郁症状。

（1）止痛：15 岁以前尽量避免用阿司匹林，因为有导致 Reye 综合征的潜在危险。6 岁以下儿童可给予促进睡眠药物或乙酰氨基酚（10 ～ 15mg/kg），6 岁以上儿童可给予乙酰氨基酚或其他非甾体类抗炎药物如布洛芬（10mg/kg）、萘普生钠（10mg/kg）治疗。头痛严重或以上治疗无效者可用咖啡因、双氢麦角胺和舒马坦等治疗。

（2）止吐：茶苯海明（1 ～ 1.5mg/kg）。

（3）预防发作：β 受体阻滞剂如心得安（盐酸普萘洛尔片）、5- 羟色胺拮抗剂如苯噻啶、三环类抗抑郁药物如阿米替林、抗组胺药物如赛庚啶、钙离子拮抗剂如氟桂利嗪对小儿偏头痛疗效较好。抗癫痫药物如丙戊酸、拉莫三嗪等也可以适当使用。

78. 有特点的偏头痛举例

偏头痛的症状五花八门，表现形式千奇百怪。下面介绍几个比较有特点的偏头痛。

（1）一位外国女性，头痛发作40余年，剧烈跳痛，发作时间几乎固定为每周二、三、五晚上。医生仔细研究其生活规律发现，这个女性爱吃中餐，每周二、三、五晚上都要去中餐馆吃饭，头痛绝大部分是在中餐馆饭后发生，考虑可能是味精（酱油也有味精成分）引起的。停止食用含有味精的饮食后，头痛消失。

（2）一个58岁的男性患者，每次都是在餐后半小时发生偏头痛。在忌食红肠、腊肉、腌肉后，头痛完全消失（饮食刺激）。

（3）一位中年妇女，只要上班就会发生偏头痛，后来发现，她是在制作炸药的工厂上班，炸药含有硝酸盐，硝酸盐与亚硝酸盐密切相关，这两种物质均有血管扩张作用。

（4）一个大学生，每次在乘坐飞机时发生前庭性偏头痛，伴剧烈恶心、呕吐。只要闻到机舱内的味道就会发生，跟起飞降落没有明显关系，在密闭的其他空间有时也会发生类似症状。

（5）一位年轻女性，只要闻到鲜花的味道就会出现偏头痛（嗅觉刺激）。

（6）一位中年女性，只要坐公交车就会眩晕。这是晕动病吗？似乎不是，因为晕动病是开车后出现晕的症状，而这位女士车还没开就会晕（环境刺激）。

（7）一个电视台导演，只要坐进办公室里的沙发，就会出现偏头痛、耳鸣加重。喝酒、咖啡、茶均可使症状加重（环境刺激）。

（8）一位中年女性，只要回家探亲就会发作偏头痛（环境刺激）。

（9）一个平常执拗孤僻的女性，每次偏头痛发作的前一天，总是控制不住自己，要笑、要唱歌，要大发脾气。

还有一些很常见的病症，有些女性只要逛街就会头痛、头晕。女性天性爱逛街，但是有偏头痛的女性由于看到晃动的物体，如霓虹灯、琳琅满目的商品可诱发偏头痛，甚至前庭性偏头痛，所以这些女性在男性眼里被视为乖乖女，喜欢宅在家里，不喜欢逛街。其实非不想也，实不能也。长时间看手机、电视、电脑也可诱发（视觉刺激）。

虽然偏头痛患者常常有失眠症状，但是睡多了也会头晕。所以很多偏头痛患者给人的印象是，精力充沛，睡眠较少，实际上是睡多了会头疼。

79. 偏头痛需要和其他类型头痛鉴别

实际上脑实质本身对疼痛不敏感，大部分硬脑膜、蛛网膜、室管膜（临近血管部分除外）对疼痛也不敏感。只有血管和 Willis 环及其分支的近端血管周围的硬脑膜组织，才有痛觉。真正敏感的部分在颅外，皮肤、肌肉、动静脉都有痛觉。总的来说，头痛产生的机制主要有：①颅内外血管被压迫、牵引、伸展或移位。②颅内外动脉扩张。③头颈部肌肉持续收缩。④传导痛觉的脑神经和颈神经直接受损或炎症。⑤耳、鼻、咽喉病变疼痛的扩散。⑥高级神经活动障碍：神经症及重症精神病。

头痛可分为原发性和继发性以及颅神经痛、面痛和其他头痛。最常见的原发性头痛包括：偏头痛、紧张型头痛、丛集性头痛等。它们的区别和对比见表11、表12，图14。

表 11　慢性偏头痛和慢性紧张型头痛的差别

项目	慢性偏头痛	慢性紧张型头痛
偏头痛发作史	既往明确的偏头痛发作史	既往无明确的偏头痛发作史
家族史	家族中较高的头痛患病率	阳性家族史不显著
偏头痛特征	有偏头痛特征	少／无偏头痛特征
神经系统及胃肠道症状	神经系统及胃肠道症状明显	神经系统及胃肠道症状较轻
与月经期关心	月经期加重	月经期无明显加重
抗偏头痛治疗	抗偏头痛治疗有效（曲普坦类）	抗偏头痛治疗可能有效，不显著
劳动能力	劳动能力明显下降	劳动能力下降不明显
就诊频率	经常就诊	较少进行医疗咨询

表 12　偏头痛、紧张型头痛、丛集性头痛的对比

项目	偏头痛（Migraine）	紧张型头痛（TTH）	丛集性头痛（CH）
头痛部位	双侧 / 单侧 额颞部	多双侧 顶枕颞部多见	严格单侧 眼眶、眶上、颞部
头痛程度	中重度	轻中度	重度 / 极重度
持续时间	4 ～ 72 小时	30 分钟～ 7 天	15 ～ 180 分钟
头痛性质	搏动性	压痛 / 紧箍性头痛	剧烈疼痛
伴随症状及行为改变	恶心呕吐、畏光、畏声日常活动加重	无恶心呕吐 可畏光或畏声 日常活动不加重	无恶心呕吐 自主神经症状明显 暴躁，甚至自杀
先兆	20% 存在	无	无
周期性	无	无	有

Wong-Baker FACES Pain Rating Scale

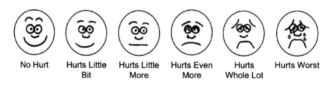

←　紧张性头痛　→←　偏头痛　→←丛集性头痛→

图 14　偏头痛、紧张型头痛、丛集性头痛的 Wong-Baker 面部表情量表评估法

　　继发性的头痛可由于以下原因：①缘于头颅或颈部外伤：创伤、手术等。②缘于头颅或颈部血管疾患：缺血 / 出血性卒中、血管畸形、动脉炎、静脉窦血栓、动脉夹层、内膜剥脱 / 支架术

后、可逆性脑血管收缩综合征、CADASIL、MELAS 等。③缘于非血管性颅内疾患：高颅压、低颅压、肿瘤、非感染性炎症、癫痫、Chiari 畸形等。④缘于使用／戒断某些物质：药物过量性头痛、CO 中毒等。⑤缘于感染：脑膜炎、脑炎、全身感染等。⑥缘于内环境失衡：低氧血症、高碳酸血症、透析、高血压、甲减。⑦缘于头颅、颈部、眼、耳、鼻、鼻窦、牙齿、口腔及其他面部和头颅结构疾患的头面痛。⑧缘于精神疾病：躯体化障碍、精神疾患。⑨颅神经痛、面痛和其他头痛包括三叉神经痛、舌咽神经痛、Tolosa-Hunt 综合征、Raeder's 综合征及其他非特异性头痛。

约有近 80% 的头痛为原发性头痛。最常见的原发性头痛就是偏头痛。偏头痛是全球发病率第 3 位疾病；也是全球第 7 位致残性疾病。

80. 偏头痛的心理性格不容忽视

典型的偏头痛患者一般具有神经过敏的个性，倔强、刚直而且谨慎。当然，很多具备这些性格特点的人没有偏头痛。偏头痛患者往往对自己的情绪严格压制，所以无论是在家庭还是工作时，都被认为是好脾气，处事周到，行为端庄，忠诚可靠有信用。但是这种压抑也需要付出代价，只有在偏头痛发作时，他们才会公开表示自己的情绪，表示愤怒，发脾气。

中国医学临床百家

参考文献

1. Vos T, Flaxman AD, Naghavi M, et al.Years lived with disability (YLDs) for 1160 sequelae of 289 diseases and injuries 1990-2010: a systematic analysis for the Global Burden of Disease Study 2010.Lancet, 2012, 380 (9859): 2163-2196.

2.Rothrock JF, Freitag FG, Farr SJ, et al.A review of needle-free sumatriptan injection for rapid control of migraine.Headache, 2013, 53 Suppl 2:21-33.

3. Gracia-Naya M, Ríos C, García-Gomara MJ, et al.A comparative study of the effectiveness of topiramate and flunarizine in independent series of chronic migraine patients without medication abuse.Rev Neurol, 2013, 57 (8): 347-353.

4. Russo A, Tessitore A, Tedeschi G.Migraine and trigeminal system-I can feel it coming⋯Curr Pain Headache Rep, 2013, 17 (10): 367.

5.Charles AC, Baca SM.Cortical spreading depression and migraine.Nat Rev Neurol, 2013, 9 (11): 637-644.

6.Dieterich M, Brandt T.Episodic vertigo related to migraine (90 cases): vestibular migraine?J Neurol, 1999, 246 (10): 883-892.

7.Radtke A, Neuhauser H, von Brevern M, et al.Vestibular migraine--validity of clinical diagnostic criteria.Cephalalgia, 2011, 31 (8): 906-913.

8. Lempert T, Neuhauser H.Epidemiology of vertigo, migraine and vestibular migraine.J Neurol, 2009, 256 (3): 333-338.

9.Morganti LO, Salmito MC, Duarte JA, et al.Vestibular migraine: clinical and epidemiological aspects.Braz J Otorhinolaryngol, 2016, 82 (4): 397-402.

10.Salmito MC, Morganti LO, Nakao BH, et al.Vestibular migraine:

comparative analysis between diagnostic criteria.Braz J Otorhinolaryngol, 2015, 81 (5):485-490.

11.Lopez-Escamez JA, Dlugaiczyk J, Jacobs J, et al.Accompanying Symptoms Overlap during Attacks in Menière's Disease and Vestibular Migraine.Front Neurol, 2014, 5:265.

12.Evers S, Afra J, Frese A, et al.EFNS guideline on the drug treatment of migraine--revised report of an EFNS task force.Eur J Neurol, 2009, 16 (9):968-981.

13.袁庆，刘得龙，余力生，等.氟桂利嗪预防性治疗前庭性偏头痛眩晕发作的前瞻性随机对照研究.临床耳鼻咽喉头颈外科杂志，2016，30 (10):805-810.

14.余力生，司峰志，马鑫，等.梅尼埃病和前庭性偏头痛.临床耳鼻咽喉头颈外科杂志，2016，30 (12):925-927.

15.Mueller L.Predictability of exogenous hormone effect on subgroups of migraineurs.Headache, 2000, 40 (3):189-193.

16.Stewart WF, Wood C, Reed ML, et al.Cumulative lifetime migraine incidence in women and men.Cephalalgia, 2008, 28 (11):1170-1178.

17.Yu S, Liu R, Zhao G, et al.The prevalence and burden of primary headaches in China：a population-based door-to-door survey.Headache, 2012, 52 (4):582-591.

18.Mac Gregor EA, Barnes D.Migraine in a specialist menopause clinic. Climacteric, 1999, 2 (3):218-223.

19.Hodson J, Thompson J, al-Azzawi F.Headache at menopause and in hormone replacement therapy users.Climacteric, 2000, 3 (2):119-124.

20.Wang SJ, Fuh JL, Lu SR, et al.Migraine prevalence during menopausal transition.Headache，2003，43（5）：470-478.

21.Freeman EW，Sammel MD，Lin H，et al.Symptoms in the menopausal transition: hormone and behavioral correlates.Obstet Gynecol，2008，111（1）：127-136.

22.Harlow SD，Gass M，Hall JE，et al.Executive summary of the Stages of Reproductive Aging Workshop + 10：addressing the unfinished agenda of staging reproductive aging.Fertil Steril，2012，97（4）：843-851.

23.Mac Gregor EA.Migraine headache in perimenopausal and menopausal women. Curr Pain Headache Rep，2009，13（5）：399-403.

24.Neri I，Granella F，Nappi R，et al.Characteristics of headache at menopause：a clinico-epidemiologic study.Maturitas，1993，17（1）：31-37.

25.MacGregor EA，Frith A，Ellis J，et al.Incidence of migraine relative to menstrual cycle phases of rising and falling estrogen.Neurology，2006，67（12）：2154-2158.

26.Martin VT，Behbehani M.Ovarian hormones and migraine headache：understanding mechanisms and pathogenesis--part 2.Headache，2006，46（3）：365-386.

27.Martin VT.Migraine and the menopausal transition.Neurol Sci，2014，35 Suppl 1:65-69.

28.Fettes I.Migraine in the menopause.Neurology，1999，53（4 Suppl 1）：S29-33.

29.Lipton RB，Stewart WF，Diamond S，et al.Prevalence and burden of migraine in the United States：data from the American Migraine Study II.Headache,2001,41(7)：

646-657.

30.Sacco S，Ricci S，Degan D，et al.Migraine in women: the role of hormones and their impact on vascular diseases.J Headache Pain，2012，13（3）：177-189.

31.Wöber C，Brannath W，Schmidt K，et al.Prospective analysis of factors related to migraine attacks: the PAMINA study.Cephalalgia，2007，27（4）：304-314.

32. 王淑华，武胜昔，周亮，等 . 雌激素对偏头痛大鼠三叉神经节内降钙素相关基因肽 mRNA 表达的影响 . 第四军医大学学报，2004，25（16）：1488-1491.

33.Granella F，Sances G，Pucci E，et al.Migraine with aura and reproductive life events: a case control study.Cephalalgia，2000，20（8）：701-707.

34.Martin V，Wernke S，Mandell K，et al.Medical oophorectomy with and without estrogen add-back therapy in the prevention of migraine headache.Headache，2003，43（4）：309-321.

35.Panay N，Hamoda H，Arya R，et al.The 2013 British Menopause Society & Women's Health Concern recommendations on hormone replacement therapy. Menopause Int，2013，19（2）：59-68.

36.Facchinetti F，Nappi RE，Tirelli A，et al.Hormone supplementation differently affects migraine in postmenopausal women.Headache，2002，42（9）：924-929.

37.MacGregor EA，Frith A，Ellis J，et al.Prevention of menstrual attacks of migraine：a double-blind placebo-controlled crossover study.Neurology, 2006, 67(12): 2159-2163.

38.MacGregor A.Estrogen replacement and migraine aura.Headache, 1999, 39 (9): 674-678.

39.Nappi RE，Cagnacci A，Granella F，et al.Course of primary headaches during hormone replacement therapy.Maturitas，2001，38（2）：157-163.

40.Nand SL，Webster MA，Baber R，et al.Menopausal symptom control and side-effects on continuous estrone sulfate and three doses of medroxyprogesterone acetate. Ogen/Provera Study Group.Climacteric，1998，1（3）：211-218.

41.Aegidius KL，Zwart JA，Hagen K，et al.Hormone replacement therapy and headache prevalence in postmenopausal women. The Head-HUNT study.Eur J Neurol，2007，14（1）：73-78.

42.Misakian AL，Langer RD，Bensenor IM，et al.Postmenopausal hormone therapy and migraine headache.J Womens Health（Larchmt），2003，12（10）：1027-1036.

43.MacGregor EA.Perimenopausal migraine in women with vasomotor symptoms. Maturitas，2012，71（1）：79-82.

44.Spector JT，Kahn SR，Jones MR，et al.Migraine headache and ischemic stroke risk: an updated meta-analysis.Am J Med，2010，123（7）：612-624.

45.Schürks M，Rist PM，Bigal ME，et al.Migraine and cardiovascular disease: systematic review and meta-analysis.BMJ，2009，339:b3914.

（韩 琳 整理）

耳鸣

困扰耳科医生主要有三大难题，即耳聋、耳鸣、眩晕。随着中耳手术技术的改善，助听器、植入性助听器、人工耳蜗、听性脑干的出现，耳聋问题已经基本上得到解决。目前几个常见的眩晕性疾病，如良性阵发性位置性眩晕（约占 30%）、前庭性偏头痛（约占 30%）、梅尼埃病（约 10%）、前庭阵发症（约 5%）的诊断治疗水平提高，大部分眩晕疾病也能得到较好地处理。而耳鸣仍然是最为棘手的难题。究竟难在何处？有众多原因：

（1）病因太多。据不完全统计，耳鸣的病因在 1000 种以上，因此导致耳鸣产生的病理生理机制也非常复杂。

（2）除了听觉系统病变以外，很多耳鸣是全身疾病的表现，需要丰富的全科知识。而目前专业划分越来越细，"专家"可能多了，但是"大家"少了。

（3）缺乏客观检查的方法。所以国际上一直在努力寻找客观评价耳鸣的手段，功能性 MRI、脑磁图、PET-CT、PET-MRI 均是努力的方向。

（4）缺乏符合临床实际的耳鸣动物模型。但是耳鸣病因如此众多，显然用一种模型肯定无法得出普遍规律。

（5）面对如此复杂的疾病，目前的治疗如果总是试图用一种方法治疗所有的耳鸣显然是不可能的。

但是随着研究和对耳鸣的理解逐渐深入，其实大部分耳鸣有因可查，是可以被有效控制的。

81. 耳鸣的流行病学研究

耳鸣最早的文字记载见于 3600 多年前古埃及。公元前 4—5 世纪，古希腊希波克拉底（Hippocrates）描述了耳鸣，认为耳鸣的原因主要是静脉搏动引起的。我国经典医著《黄帝内经》的《灵枢·口问篇》中记载"人之耳中鸣者，何气使然？岐伯曰：耳者宗脉之所聚也，故胃中空则宗脉虚，虚则下溜，脉有所竭者，故耳鸣"。

在欧美发达国家中，18% 的普通人群罹患过中度慢性耳鸣（Feldmann 评分法，2 ～ 3 级），普通人群中有 0.5% 的耳鸣程度严重影响其生活能力。欧洲、美国的耳鸣发病率近似。德国耳鸣协会（Pilgramm M 等 1999 年）报告：1870 万德国人（24.9%）曾经有过耳鸣；980 万（13.1%）人有长时间耳鸣；每年新增 34 万人耳鸣；270 万（3.6%）耳鸣患者需要治疗；150 万（2%）有严重耳鸣。波兰 Fabijańska A 等 1999 年有类似数据报道。斯堪的纳维亚的 Axelsson A 等（1996 年）和美国 Meikle 等（1984 年）较早的数据相比，发病率上升。但近十年有效治疗的手段没有明显增加。发展中国家和动乱国家没有可靠数据。约有 53% 的耳鸣患者伴听力下降；44% 伴听觉过敏。数据显示大多数耳鸣音调为高调，与大多高频听力下降的频率相符（Lenarz T 等 1998 年，Hesse 等 2001 年）。Hesse 等 2001 年的数据显示，3.1% 的耳鸣频率为 10 ～ 14kHz；12.2% 为 9 ～ 10kHz；45.5% 为 6 ～ 8kHz；14.6% 为 4 ～ 5kHz；10.7% 为 2 ～ 3kHz；14.2% 的耳鸣频率在 1kHz 以下。即 75.1% 的耳鸣频率在 4kHz 以上。Lenarz（1998 年）认为左侧耳鸣更常见，可能跟右利手多有关，但 Hesse 研究并未发现左右侧有明显区别。性别差异也无定论，Lenarz 认为女性常见。Meikle 和 Taylor-Walsh 等（1984 年）发现男性更主动要求治疗，特别愿意住院治疗。这提示耳鸣可能影响了职业生活和工作能力，故男性对治疗更迫切。也可认为不同性别有不同敏感度和不同忍耐力。中国没有明确数据报告，保守估计耳鸣人群不低于 10%，其中约 10% 需要干预治疗。

儿童耳鸣发病率至今没有准确的流行病学报告。土耳其一项报告（Akosy S 等 2007 年）调查了多所学校学生是否有耳鸣。其中 15.1% 的学生有耳鸣，性别、侧别无差异。81.2% 为高调耳鸣，16.2% 的学生家人也有耳鸣。有耳鸣的学生中约半数有头痛和疲劳感。巴西的 Coelho 等 2007 年调查了 13 000 例 5 ～ 12 岁儿童，随机抽取了 700 例，除部分脱组儿童，最终入组 506 例。

女 240 例，男 266 例。37% 有耳鸣，17% 感觉耳鸣很烦。欧洲 Savastano（2007 年）询问了 1100 例儿童，34% 有耳鸣，但只有 6.5% 主动承认。有耳鸣的儿童中，23.5% 有听力障碍，64.5% 感觉耳鸣带来困扰。英国 Mills R 等 1986 年报道，调查的儿童中 29% 有耳鸣。儿童耳鸣主要病因是中耳病变。Baguley 等 1999 年报道，儿童耳鸣常发生在中耳积液或中耳炎后。多数家长本人也有耳鸣。儿童自己一般不会说自己有耳鸣。如孩子抱怨有耳鸣，须认真对待，仔细检查，查找病因。Lenarz 等 1998 年报道，儿童耳鸣常是听力下降的首发症状。中耳病变引起耳鸣，须进行治疗，且疗效很好。个别情况也可有内耳病变。儿童单侧全聋的发生率临床并不少见。预后往往不好。也常是某个综合征的部分表现。

我们当然应该鼓励针对耳鸣的临床研究，但需要注意的是，因为耳鸣没有严格可靠的客观检查指标，耳鸣的临床研究必须使用安慰剂进行对照。

82. 客观性耳鸣和主观性耳鸣应进行区别

目前主观性、客观性耳鸣的分类定义仍然沿用 1683 年 Duverney 提出的定义。他认为客观性耳鸣是指有真正的物理性声波振动存在，可被他人觉察或用仪器记录的耳鸣。客观性耳鸣是身体本身产生的声信号，有时把听诊器放在患者的外耳道就能听到，诊断和治疗的目的是尽可能降低或消除这种体内产生的信号。主观性耳鸣则是指没有真正的物理性声波振动存在，无法被外人觉察或用仪器记录的耳鸣。随着科学技术的进步和发展，很多内耳和听觉皮层的病变可以用耳声发射、听性脑干诱发电位、PET、功能性 MRI 等诸多方法记录，因此这种分类方法应该进行重新命名。

在临床上主观性耳鸣更为常见。主观性耳鸣是一种主观症状，目前还没有可靠的客观检查方法，诊断和疗效判定主要靠患者主诉，因此有很大的不确定性，很难进行准确的定量分析。因为对病痛的感受有很大个体差异。目前多靠耳鸣量表（如 THI）和耳鸣可视化量表（0～100 分）进行评估。有可靠的主客观检查方法（如纯音测听、ABR、多频稳态等）的疾病，如突发性聋，临床研究不必使用安慰剂作对照。

客观性耳鸣的原因主要有血管源性和肌源性。

（1）血管搏动性耳鸣：许多身体的植物功能，如呼吸、消化、循环都能产生振动和噪声。血管搏动性耳鸣可能由血管内血液湍流引起，可通过听诊或用声波记录仪记录。血管搏动性耳鸣须对颅骨和颈动脉听诊检查。它一般对纯音听力没有影响，但对言语识别则可产生明显影响，因其对声信号有明显的内源性掩蔽作用。血管性噪声是真正的声学振动，只有当它的响度很大，且频谱较宽时才能被掩蔽。患者感到的耳鸣响度可以就是掩蔽所需要的噪声响度，且非常准确，这与主观性耳鸣的响度判断不同。真正的宽带噪声包括血管性噪声，用纯音和窄带噪声是无法掩蔽的，因此常不能记录掩蔽曲线。声导抗常可记录到与脉搏同频的导抗曲线变化。动脉源性搏动性耳鸣音常为"咚咚"声，按压颈部血管区时，耳鸣常不减轻或消失。静脉源性常为"嗡嗡"声，按压颈部血管区时，耳鸣常减轻或消失。

常见血管病变的原因及类型有：①颅外：颈动脉狭窄，颈动脉、静脉球体瘤，动静脉短路，乙状窦表面骨质缺如，颈静脉球高位等。②颅内：动静脉短路，动脉性炎性假瘤，颈静脉球体瘤，持续存在的镫骨肌动脉、椎基底动脉硬化等。

（2）肌源性耳鸣：横纹肌收缩时，可产生所谓的肌肉音，可通过听诊听到。咬肌收缩，安静情况下有时能听到，这种耳鸣少见。肌源性耳鸣患者常感到有一种"咔嗒"音，可单耳或双耳，外人可直接听到或者用听诊器听到。"咔嗒"音的重复率可有很大波动，可为齐鸣、每秒数次，或很长时间出现 1 次，让患者感觉很烦。部分患者可在生气或者注意力集中在咽部时自动出现。这种肌源性耳鸣至少有 3 种机制：①咽鼓管的开放运动：咽鼓管开放由腭帆张肌与腭帆提肌协同运动产生。正常反射可通过吞咽和打哈欠产生。咽鼓管开放引起的"咔嗒"音可能是咽鼓管黏膜粘连，粘连的内壁在压力变化分开时产生。有些人可用吞咽动作诱发这种声音出现。飞行员、潜水员可通过训练自主开放咽鼓管。②腭、咽鼓管、中耳肌阵挛：多为单侧，一般不能自主产生。检查时可见一侧腭肌阵发痉挛、提起并向一侧收缩。这种现象也被称为肌阵挛。与引起咽鼓管开放的生理性破伤风样腭肌收缩不同之处在于，此时只是单发的阵挛，非常短暂，可能不能引起咽鼓管开放。但可能影响鼓膜张肌。它含有三叉神经第二分支纤维，可能是腭肌的残留物。鼓膜张肌可直接牵扯锤骨引起鼓膜振动。显微镜下有时可见鼓膜与"喀嗒"音发生同步运动。其病变部位位于下丘，主要是下橄榄。可能是局限性脑炎或轻度脑梗死引起的（Dieh，1990 年，Lapresle，1979 年）。③镫骨肌阵挛：镫骨肌阵挛也可引起阻抗变化。它与面肌阵挛及三叉神经痛相似。二者均为血管压迫引起。

颅内或者颅外血管性因素引起的耳鸣（血管畸形、狭窄、血管瘤等），如颈静脉球体瘤、乙状窦表面骨质缺如等可选择手术治疗。其他情况如桥小脑角的血管神经压迫，要慎重选择手术适应证，评估手术风险与取得的疗效是否值得选择手术治疗。软腭、鼓膜张肌、镫骨肌肌阵挛发出的"卡塔"声，可以考虑注射肉毒毒素或者口服卡马西平治疗。与呼吸同步的"吹气"样耳鸣，常见于咽鼓管过度宽大，可对患者解释，必要时可行咽鼓管成形术。

83. 耳鸣动物模型的建立对耳鸣研究有重要意义

常用的耳鸣动物模型有以下几种：

（1）将试验动物暴露在噪声环境中一段时间，推测动物出现了耳鸣。

（2）通过在下丘脑监测单神经纤维的放电情况推测耳鸣的

情况。

（3）用 2- 脱氧葡萄糖（2-Deoxyglucose，2-DG）标示或追踪（MAP）单侧耳蜗破坏后听觉通路的代谢情况，研究耳鸣的病理生理机制。

（4）用水杨酸法建立动物耳鸣的行为学模型。

现在较为公认的耳鸣动物模型是水杨酸模型，由 Jastreboff 在1988 年提出，即给大鼠服用水杨酸后通过建立条件反射制作耳鸣的动物模型，当时他制作的是急性耳鸣动物模型。他用动物饮水抑制法，即使大鼠处于缺水状态，让大鼠在持续中等强度的噪声中保持高频率的吸水动作。当背景噪声停止后给予电击，动物因恐惧减少吸水动作，从而建立"背景噪声停止-动物吸水率下降"的条件反射。此后陆续有慢性应用水杨酸、奎宁等药物制作的耳鸣动物模型。王洪田和李明分别采用饮水抑制法和饮食抑制法对这种动物模型进行了改进。2003 年 Guitton 等对这种模型进行了新的改进，建立了跳台行为反射法。水杨酸造模的优点是可重复性强，耳鸣造模的成功率高，操作简单，全身不良反应小等。

从这些模型的相关研究中得到一些启示：①耳鸣患者的听中枢都有或多或少的信号改变；②听觉过敏与耳鸣有一定关系；③既往使用的纯音掩蔽治疗意义不大，习服治疗有助于听觉中枢的适应。但动物模型也有缺点：①水杨酸造模制作的耳鸣是可逆的，停药后耳鸣消失，而临床上常见的耳鸣则是不可逆的；②水杨酸可影响耳蜗毛细胞、听神经以及听觉中枢核团等多个部位，因此耳鸣的发生部位难以确定；③不能确定耳鸣侧别。

因此，从水杨酸造模得出的结论有一定的局限。探讨新的耳鸣动物模型，特别是单侧耳鸣动物模型的建立会很有意义，因为如果无法区分是哪一侧的耳鸣，就没有正常对照，很难说明耳鸣特殊的电生理及其他改变。现在有学者主张采用噪声刺激引起的耳鸣模型，其优点之一就是有可能制作出单侧耳鸣模型。2001年 Bauer 等成功地制作了高强度噪声暴露环境下单侧耳鸣动物模型，但这种模型尚有待于进一步完善。

84. 耳鸣的发病机制因为病因不同而有所差异

耳鸣的病因不同，发病机制也有很大差异，主要的发病机制有：

（1）耳鸣是自声过响的表现。德国做过一个试验。将 20 名听力正常、完全没有耳鸣的青年大学生放在完全隔音的隔声室中静坐 2 小时。2 小时后，这 20 名大学生都说自己耳鸣了 2 个小时。这种现象就是自身过响。人是有生命的物体，很多生命过程会产生声音，如血管跳动、肌肉收缩、呼吸、神经正常的电生理反应。当听力正常时，这种自体声音被环境噪声压盖、掩蔽（环境噪声常常可以达到 30 ~ 40dB），所以不会被感觉到。在隔声室内，环境噪声被完全屏蔽后，自体声音被凸显出来，就会出现上述的"耳鸣"现象。当患者出现特别是传导性听力下降时，如耳硬化症，患者也常出现耳鸣症状。在镫骨开窗后，耳鸣常可立即消失，也是自声过响的表现。

（2）耳鸣是听觉系统损伤（包括老化）后出现的继发性反应。用噪声性聋制作的动物模型显示，在噪声损伤的高频区域，由于毛细胞的损伤，该频率的神经放电传送下降，支配该频率相应的中枢区域为了弥补这种传送信号下降，出现继发性的电反应增强，从而出现耳鸣。这种情况是急性听力损伤，如突发性聋、噪声性聋、药物性聋引起耳鸣的主要解释机制。

（3）耳鸣是身体的报警信号。有良性耳鸣，也有恶性耳鸣。所以，特别是伴有一侧听力下降的耳鸣，需要进行 MRI 检查除外桥小脑角肿瘤以及颅内病变。当然，更多的情况下是良性报警信号。听觉系统是人体的报警系统，很多系统出了问题，都会以耳鸣的形式发出警报。最为常见的原因就是睡眠障碍。如果失眠到某种不能忍受的程度，大脑皮层不能得到足够的休息，就会发出耳鸣的信号报警。某种意义上说，很多耳鸣是善意的体内"纪检系统"，常常提醒患者不要违规，注意生活规律，少喝酒，好好休息。

（4）耳鸣是听觉系统周边的病变引起的。如咽鼓管功能障碍（胃酸反流、过敏性鼻炎等）；颞下颌疾病、颈椎病、OSAHS 等。

（5）中枢听觉旁路病变：自主神经功能紊乱、精神紧张、抑郁、情绪波动等神经精神疾病可以通过边缘、情感系统影响听觉中枢。PET 检查发现，耳鸣患者的听觉皮层与负责情感和记忆的海马回存在异常联系。临床观察发现有 50% 以上的中枢性耳鸣伴有自主神经功能紊乱等神经精神症状。

(6) 耳鸣是全身疾病的表现。

①血（管）源性：全身疾病如高血压、低血压、动脉硬化、高血脂、糖尿病的小血管并发症；贫血；微小血栓；颈椎病等使听觉系统（包括耳蜗和听觉中枢）的血供发生障碍。

②代谢性：内分泌失调（甲状腺、胰腺、垂体等），影响耳蜗内外淋巴液循环以及离子浓度变化，引起耳鸣。如甲状腺功能低下的患者可以引起膜迷路积水，出现低调耳鸣。女性绝经后，内分泌紊乱也可引起耳鸣。

③自身免疫性疾病等。

(7) 耳鸣是各种疾病的伴随症状。

85. 耳鸣的分类分级

耳鸣有很多分类方法，对于临床较为重要的是以下分类：

根据病程，耳鸣可分为急性耳鸣、亚急性耳鸣和慢性耳鸣：病程在 3 个月内为急性耳鸣，3 个月～1 年为亚急性耳鸣，>1 年为慢性耳鸣。慢性失代偿性耳鸣提示常有 2 个以上病因，需仔细分析。

(1) 根据是否出现睡眠障碍、焦虑、抑郁、注意力下降等继发症状分为代偿性与失代偿性耳鸣。代偿性耳鸣不用治疗，但是需要告知患者定期来医院咨询，防止其转变成失代偿性耳鸣。

(2) 伴有听力下降的耳鸣和听力检查正常的耳鸣。文献报道，约有 70% 的耳鸣患者都有不同程度的听力下降，但是耳鸣的产生不一定与听力下降直接相关，需要仔细分析。如患者基本对称的双侧高频听力下降多年，近期出现一侧耳鸣，显然这种耳鸣与听力下降关联性不大。常规纯音听力检查听力正常的耳鸣患者，不一定全是周边系统或者全身病变引起耳鸣。也有可能是由于：①目前常规测听只能检查 8kHz 以内的听力，8 ～ 20kHz 的超高频听力损伤需要特殊的耳机，进行特殊检查。但是耳鸣的频率也必须是超高频才有可能彼此相关。②耳蜗死区。目前常规纯音测听只是某个点的频率听力测试，如果损伤位于比如 5kHz，就有可能漏查，需要进行精细听力检查。③外侧橄榄核上行抑制系统病变。

（3）耳鸣的分级

①根据耳鸣的严重程度以及有无伴发症状，将耳鸣的程度分为 6 级：0 级，无耳鸣；1 级，偶有耳鸣，但不觉得痛苦；2 级，持续耳鸣，安静时明显；3 级，在嘈杂的环境中也有持续耳鸣；4 级，持续耳鸣伴注意力及睡眠障碍；5 级，持续严重耳鸣不能工作；6 级，由于严重的耳鸣，患者有自杀倾向。

这种分级方法也可用于耳鸣疗效评定。根据耳鸣对患者职业和生活影响程度的不同还可对耳鸣的严重程度进一步分级。可以有助于针对不同个体选择需要的治疗模式（Biesinger 等，1998 年）。

②在国内，李明和刘蓬等提出的耳鸣评价量表（表 13）较为简单实用，评估根据最近一周表现，出现时间 < 1/3 为"有

时"，不足 2/3 为"经常"，＞ 2/3 为"总是"。根据此表将耳鸣分
为 1～5 级：1 级≤ 6 分；2 级：7～10 分；3 级：11～14 分；
4 级：15～18 分；5 级：19～21 分。

表13　耳鸣严重程度评估指数及评分标准

评估指标	0分	1分	2分	3分
出现环境	无	安静	一般	任何
持续时间	无	间歇＞持续	持续＞间歇	持续
对睡眠影响	无	有时	经常	总是
生活工作	无	有时	经常	总是
情绪影响	无	有时	经常	总是
总体感受				

86. 耳鸣的病史采集非常重要，但还没有一种可靠的检查方法

（1）耳鸣的病史采集非常重要，问诊的重点在于以下几点。

①耳鸣的时间和特点？急性耳鸣预后好，慢性耳鸣病因多。
有间断、持续、阵发性耳鸣。许多正常人可出现短暂的一过性耳
鸣，提示短暂的内耳血管痉挛或听觉系统功能障碍。梅尼埃病的
耳鸣与病情波动有关，耳鸣表现为阵发性发作或加重。前庭大水
管综合征的患者，耳鸣变化常与颅压变化有关。耳鸣多在夜间或
安静环境中加重，而颈椎病引起的耳鸣则往往在晨起或午睡后加
重。胃酸反流引起的耳鸣则晨起时较轻，起床后逐渐加重。

②耳鸣的侧别？是耳鸣还是颅鸣？如果是双侧耳鸣，耳鸣的频率双侧是否一致？双侧同频率的耳鸣常感觉为颅鸣，提示耳鸣的部位在听觉中枢，因为在耳蜗和听神经有着非常严格的频率排布，耳蜗基底回为高频，顶回为低频；听神经的外周为高频，中心为低频。很难想象双侧的外周在同一个频率同时发生病变。而双侧频率不同的耳鸣则常常提示有 2 个或多个病灶存在。由于有听交叉的存在，一侧耳鸣的病灶可能在对侧中枢。

③耳鸣的频率：一般来说，外周性耳鸣多为低调，神经性或中枢性耳鸣多为高调，或颅鸣，或双侧同音调高频耳鸣。

④有无听力下降：如果没有听力下降，耳鸣多非听觉系统损伤引起。如果有听力下降，则需仔细分析听力与耳鸣的关联性。

⑤有无睡眠障碍：如果没有睡眠障碍，耳鸣多不严重，无须特殊处理。有睡眠障碍，则需进一步询问二者出现的先后顺序。睡眠障碍引起的耳鸣，经过调整睡眠，耳鸣多可减轻或消失。耳鸣后继发的睡眠障碍，耳鸣则较难治疗。

⑥何种情况下耳鸣会减轻或加重：噪声环境中出现的耳鸣，或耳鸣加重常提示听觉过敏。听觉过敏有两种形式，听力正常时为听觉过敏，听力异常时则为重振，提示外毛细胞上行抑制系统病变或者外毛细胞本身有损伤，而内毛细胞功能基本正常。偏头痛引起的耳鸣往往与某种条件发生变化有关，如饮酒后；变季温差发生变化时，或进食后等。

（2）耳鸣的检查：耳鸣检查除了常规耳镜检查外，还包括听力学检查、影像学检查及全身检查等。现在还没有一种特别有效的耳鸣客观检查方法，但现有检查方法能确定部分耳鸣产生原因。耳鸣只是一种症状，可由很多疾病引起。各种疾病引起耳鸣机制各不相同，且疗效也有明显不同，如颈椎病引起的耳鸣，行颈椎病相关治疗后，约有70%患者耳鸣可自行缓解。关于耳鸣的进展，除改进治疗方法外，更主要的是增强了对不同耳鸣模式的理解。只有仔细分析引起耳鸣的不同机制，才有可能改善疗效。因此耳鸣检查最重要的首先是病因检查。

大量临床证据表明，耳鸣的响度往往只比听阈高出5～10dB，但让患者感到非常不适，而且响度与患者的痛苦程度没有量化关系。耳鸣的频率以及响度匹配：耳鸣多为单一音调。部分患者的耳鸣音类似于窄带噪声，难以确定耳鸣的频率。在高频范围内可能发生1000Hz的误差。

①全身诊断：对耳鸣患者要重视全身诊断。首先要除外所谓"危险性耳鸣"。要排除听神经瘤、颅内肿瘤、鼻咽癌等可能导致生命危险的疾病引起的耳鸣。对单侧听力下降的耳鸣患者需要行MRI检查除外桥小脑角肿瘤；怀疑颈椎病引起的耳鸣需颈椎拍片，必要时行MRI检查；常规耳科检查可除外外耳道异物（如头发丝等）、耵聍栓塞引起的耳鸣；怀疑耳硬化症要做盖莱氏试验；怀疑梅尼埃病除特殊病史采集外，还要行前庭功能检查、甘油试验、耳蜗电图等检查；必须检查鼻、鼻咽部以除外鼻

咽部病变；还需要喉镜检查，除外胃酸反流；怀疑女性更年期内分泌紊乱者，需要检查女性激素水平；怀疑自身免疫性疾病者，需要做自身抗体检查。怀疑甲状腺疾病者需要检查甲状腺功能；OSAHS 患者还需要进行呼吸睡眠监测。

②听力学检查和耳鸣掩蔽：听力学检查除常规纯音测听、声导抗、耳声发射、听性脑干诱发电位等检查外，耳鸣的特殊检查有：耳鸣音调及频率匹配检查，耳鸣响度测试、耳鸣掩蔽特性检查，残余抑制检查，不适阈检查等。耳声发射能检查外毛细胞的功能，还可通过对侧交叉抑制试验了解外侧橄榄核上行抑制系统功能。

耳鸣频率匹配检查可帮助确定耳鸣部位，低频耳鸣常由中耳或内耳病变引起，神经性或中枢性耳鸣常为高频耳鸣。持续性耳鸣如蝉鸣声常为主观性耳鸣，搏动性或有节奏特征的耳鸣常为客观性耳鸣（常与脉搏或呼吸同步）。音乐声则常为音乐家特有的耳鸣。复调常提示有多个病变部位或病理过程。可变调的耳鸣常提示颈椎病。

耳鸣掩蔽试验是听力学检查的一种。如果 1000Hz 处的听阈为 0dB，给予 50dB 的白噪声后，听阈则变成 50dB 或 52dB。在噪声作用下的听力类似于蜗性聋，这也是 Langenbeck 听力检查的机制。这个现象叫掩蔽。耳鸣能够被声刺激所掩蔽，是耳鸣很重要的一种病理生理现象，它同时也是一种治疗方法，并且有利于耳鸣的分类。掩蔽最好采用纯音或窄带噪声，然后根据耳鸣频率匹配检查结果采用相应频率，使用强度不断提高的纯音（或窄带噪声），确定刚好使耳鸣消失的最小强度（最小掩蔽级，MML）。按照听力图形式记录的 MML 的连线称为耳鸣掩蔽听力图。Feldman 将其分为汇聚型、分离型、重叠型、抗拒型、分散型、弥散型等。耳鸣掩蔽听力图有一定的临床意义，如梅尼埃病常表现为重叠型。Jastreboff 认为，MML 与掩蔽治疗效果有直接关系。

有后效抑制效应的患者采用耳鸣掩蔽试验可以取得较好的疗效。给予耳鸣频率听阈上 10dB 的纯音或窄带噪声，观察耳鸣响度的变化，如果耳鸣消失或减轻（通常为数秒、数分钟，但很少超过 5 分钟），这种现象称为后效抑制效应，也叫残余抑制。掩蔽常不能造成永久性的后效抑制效应，但后效抑制检查是诊断耳鸣的一个重要部分，它可让患者知道耳鸣是可以消除的。

Eyshold 提出根据掩蔽试验、利多卡因试验的结果来对耳鸣进行大致的定位诊断。掩蔽试验有效为内耳性耳鸣、利多卡因试验有效为神经性耳鸣、两者均无效为中枢性耳鸣。

③脑功能成像：最近脑功能成像研究证明，耳鸣患者颞叶听皮层存在高代谢活动或局部脑血流增加，提示大脑皮层可能有异常改变。脑功能成像方法主要有：功能性 MRI、PET、单光子发射计算机体层显像（SPECT）、脑磁图等。目前常用的方法是 PET 和功能性 MRI。

功能性 MRI 本身噪声大，1.5TeslaMRI 设备产生的稳态噪声

> 75dB SPL，最大的脉冲噪声可达 120dB SPL 以上，对听力、耳鸣检查有很大影响。但间隔一定时间（30 秒）进行检查，可了解相应听皮层脑供血情况，推论其功能情况。功能性 MRI 的另一个缺点是较费时，每次检查至少需 40 分钟以上。

用 PET 诊断耳鸣，国内外已有很多报道。结果显示，耳鸣患者的听觉相关的脑活动区域比正常人更广泛。耳鸣患者听皮层与负责情感和记忆的海马回存在异常联系，这也许能解释耳鸣患者常伴有心理症状和耳鸣的中枢记忆现象。王洪田等研究发现，重度耳聋可导致皮层葡萄糖代谢活动明显降低，耳鸣可导致皮层代谢活动明显增高。PET 为诊断主观性耳鸣提供了客观证据，但 PET 造价和检查费用都很昂贵，很难在临床大规模应用。脑磁图描记仪可以记录神经活动引起小的磁场变化，有很好的时空分辨率。Muhlnickel 对正常人和耳鸣患者给予不同频率的刺激声描记磁场变化，发现患者出现和耳鸣匹配的移位区域，移位区域的大小和耳鸣响度明显相关。

尽管现在耳鸣的客观诊断已有明显进步，但还没找到一种简单、经济、有效的客观检查方法，还需更多努力。

87. 耳鸣的病因研究是正确诊断的前提

要想准确对耳鸣做出正确诊断，首先要对与耳鸣有关的因素进行详细分析。

听觉系统病因分析

70% 左右的耳鸣患者都有不同程度的听力下降，所以听觉通路的病变分析首当其冲。

（1）外耳性耳鸣

①常见疾病：外耳道耵聍栓塞、外耳道异物、外耳道胆脂瘤、外耳道湿疹等。

②产生机制：外耳道中的各种物质（如头发丝、异物、耵聍；胆脂瘤、分泌物等），均可刺激鼓膜，引起耳鸣症状。

③临床特点：常常在吞咽动作时出现耳鸣。耳鸣常为低调"嗡嗡"声或"哗哗"声。

④治疗：清洁外耳道。

⑤预后：很好。

（2）中耳性耳鸣

①常见疾病：分泌性中耳炎、慢性中耳乳突炎、中耳胆脂瘤、粘连性中耳炎、中耳胆固醇肉芽肿、耳硬化症等。

②产生机制：鼓室内有液体积存，可使中耳压力状态发生改变，引起耳鸣症状。

在一个完全没有声音的环境中，听力正常者也可以感觉有一定的噪声。在熟悉的环境中这种自体噪声常被日常生活中的噪声所掩盖，不会引起注意。这种自体噪声只有大到一定程度才可被感知。自体噪声的产生主要是迷路及其周围的血管搏动的声音，如呼吸音等。剧烈的躯体运动后，这种噪声明显增强。传导性聋的患者常感到生理性噪声加强，因为外界的环境噪声掩蔽作用降低，如耳硬化症的耳鸣。镫骨手术后耳鸣减轻，因为中耳恢复正常后外界的掩蔽作用又加强了。瞬目引起的耳鸣常与镫骨肌异常收缩有关，常为病毒感染引起。

③临床特点：多为低调耳鸣，常伴有不同程度的传导性聋或混合性聋。耳部常规检查常可发现鼓室积液、鼓膜穿孔、胆脂瘤等病变。

④治疗：针对不同的原发病进行治疗。分泌性中耳炎首先应该治疗可能导致咽鼓管功能障碍的疾病如慢性鼻 - 鼻窦炎、腺样体肥大、鼻咽癌等。必要时可进行鼓膜穿刺、切开或置管。慢性中耳炎需要手术治疗。瞬目引起的耳鸣可口服卡马西平每次0.1g，每日 3 次。耳硬化症患者进行镫骨底板开窗后，90% 患者耳鸣减轻或消失。

⑤预后：较好。慢性化脓性中耳炎进行中耳手术后，1/3 患者耳鸣减轻，1/3 耳鸣不变，1/3 耳鸣加重。

（3）内耳性耳鸣

①常见疾病：低频下降型感音神经性聋、梅尼埃病、听神经病、噪声伤、突发性聋、耳毒性药物损伤等。

②产生机制：蜗性耳鸣是听神经接受耳蜗病理兴奋的结果。耳蜗或蜗神经病变可以引起内毛细胞及所属的神经纤维放电率增加，听觉中枢不能区别是病理性兴奋还是正常的生理兴奋而产生错误的听觉信号即耳鸣。内耳的病变包括细胞顶部损伤与机械电传送障碍（急性噪声伤）；细胞体的损伤与电机械传送障碍；细

胞代谢障碍；细胞基底的病变及电化学，化学电传送障碍；耳蜗感觉器官以外结构的病变如血管纹的病变均可引起耳鸣。梅尼埃病的病理生理机制是反复发作的慢性内淋巴积水。内淋巴液压力的轻度上升得通过外淋巴液来调节平衡，并且主要是在蜗孔，即耳蜗的顶部。内淋巴膜的移位可以使静纤毛的工作环境发生改变（静态刺激），使得在蜗孔处产生湍流，而引起纤毛束较高频率的刺激。二种机制都能使蜗孔附近的内外毛细胞的活性度增加而引起低频的耳鸣。只有当病期较长时才涉及基底回毛细胞。突发性聋大多为耳蜗病变，耳鸣也多为外周性耳鸣。耳毒性药物产生的耳聋与耳鸣也大多为蜗性。少数耳毒性药物可以引起听神经的病变。噪声伤既可损伤耳蜗，也能损伤听神经，但以耳蜗病变为主。这些疾病往往都伴有不同程度的听力下降。

③临床特点：典型的蜗性耳鸣如梅尼埃病患者耳鸣特点是低调耳鸣，典型者有听觉过敏（重振现象），掩蔽有效。常伴有低频听力下降、听音变调现象。

④治疗：治疗原则是减轻内耳积水，方法包括：a. 低盐饮食。b. 激素治疗，可以考虑全身给药（口服或静脉给药，1mg 泼尼松／千克体重）；鼓室给药或耳后给药。c. 利尿剂治疗：如双氢克尿噻；氨苯蝶啶等。如长期用药，需注意可能出现低钾血症，要进行补钾治疗。d. 脱水药物：如低分子右旋糖酐、甘露醇等。e. 改善微循环药物如倍他司汀；银杏叶提取物等。早期的梅尼埃病可以进行内淋巴囊减压，术后有50%患者感到耳鸣缓解。

也可用外耳道正负压力仪（Minette）进行治疗。

⑤预后：较好。

（4）神经性耳鸣

①常见疾病：听神经瘤、血管袢压迫听神经、听神经脱髓鞘病变等。

②产生机制：主要原因是血管袢压迫或神经发生脱髓鞘病变。噪音或氨基糖苷类耳毒性药物引起的内耳损伤常常伴有神经纤维的电生理改变。听神经瘤产生耳鸣的机制是听神经纤维的髓鞘部分断裂，失髓鞘可以使神经纤维的绝缘性下降，出现听神经冲动的泛化现象。

③耳鸣特点：常为中高频耳鸣，利多卡因常可使耳鸣减轻。掩蔽治疗必须选择与耳鸣同频的声音，而且在阈上20dB以上方能进行掩蔽。

④治疗：听神经瘤需要手术治疗，血管袢压迫可进行手术减压。可以用利多卡因、卡马西平、苯妥英钠等药物进行治疗。

⑤预后：急性神经性耳鸣的预后较好，慢性耳鸣药物治疗很难取得满意疗效。

（5）中枢性耳鸣

①常见疾病：严重的中枢性供血障碍、脑肿瘤、颅脑外伤、神经外科术后、偏头痛等均可出现中枢性耳鸣。

②产生机制：中枢性耳鸣的存在是没有争论的。切断听神经后如耳鸣仍存在则认为耳鸣来自听觉中枢。目前的观点认为抑

制神经元的功能下降而引起听觉核区自发活性病理性改变引起耳鸣。要特别注意的是：慢性耳鸣有"中枢化"的特点。梅尼埃病的发病机制为膜迷路积水，病程较长者行迷路切除后仍然有耳鸣，提示耳鸣的部位来自中枢。这些现象也是耳鸣不宜采用手术治疗的原因。

③耳鸣特点：患者常自觉为双侧同频耳鸣、颅鸣或头深部的声音很难判断哪一侧，掩蔽无效，利多卡因不能使耳鸣减轻。

④治疗：针对耳鸣的药物治疗疗效不佳。如果患者属于代偿性耳鸣，可以不用任何处理，定期到耳科医生处进行相关咨询，耳科医生主要解释耳鸣的发生机制，告诉患者生活中注意避免劳累，调整心理，保证生物钟的正常，注意避免噪声及使用耳毒性药物即可。对于失代偿性耳鸣，药物治疗主要针对继发出现的失代偿症状，如失眠、焦虑、抑郁等，进行相应的对症处理。

⑤预后：如果能使患者努力适应耳鸣，以达到代偿适应，虽耳鸣音量很难降低，也不会明显影响患者的生活质量。

（6）全身病变引起的耳鸣：过去耳科医生多把耳鸣产生的原因集中在听觉系统本身的病变上。但是，并不是所有耳鸣的患者都有听力下降，而且，即使有听力下降，有的耳鸣似乎与之也没有明确关系。随访急性听力下降的患者1年就会发现，其中绝大部分患者耳鸣会在听力损伤1年后自行代偿。慢性耳鸣患者除了听觉系统的损伤外，大多还有听觉系统周围或全身病变，这样才造成耳鸣的慢性化，失代偿。目前专业划分越来越细，非常不利于耳鸣的诊断治疗，因为很多情况下，耳鸣是全身疾病的表现，需要医生有丰富的全科知识。那么，慢性耳鸣最主要的相关因素是哪些呢？睡眠障碍、胃酸反流、女性更年期内分泌紊乱、偏头痛、OSHAS 等均是常见病因。单一因素造成的耳鸣，如急性听力下降伴随的耳鸣，听中枢常可代偿（通常在 1 年以内），所以慢性耳鸣的病程定义，建议为 1 年。而慢性耳鸣的存在，往往意味着导致耳鸣的影响因素往往不止一种，甚至可能是多种。最主要的影响因素就是睡眠障碍。

人类听觉系统的出现远远晚于前庭系统。越古老的系统损伤修复越容易。所以听觉系统的损伤修复比前庭系统的损伤困难，而且时间更长。

我们从前庭代偿的相关知识中能够知道：①前庭代偿的前提是：中枢功能正常，外周病变能够得到稳定的控制，前庭代偿才能实现。②对促进前庭代偿有利的因素是：改善前庭认知能力（如银杏叶提取物等药物）；合理的前庭训练。③对前庭代偿不利的因素是：中枢功能下降（年龄因素、失眠、长时间使用中枢抑制药物等），外周病变病因复杂，外周病变不稳定，没有专业的前庭康复训练等。

由此分析慢性耳鸣失代偿的机制也是非常类似：①慢性耳鸣能够代偿的前提：听觉中枢功能正常；外周病变稳定。②对促进代偿有利因素是：听觉中枢认知功能改善（如银杏叶提取物等药物）；合理的听觉系统康复训练（各种声音治疗，包括助听器、耳鸣掩蔽器、人工耳蜗等）。③对耳鸣代偿不利的因素是：中枢功能下降（年龄因素、失眠、长时间使用镇静类药物和抑制类药物、OSAHS、更年期女性内分泌紊乱、偏头痛等），外周病变复杂且持续存在（如胃酸反流、过敏性鼻炎、颞下颌关节疾病、颈椎病等）。

（7）常见的全身疾病与耳鸣的关系

①耳鸣与睡眠：2010 年全球 7 亿人失眠，2012 年中国人约 38.2% 的人失眠。失眠病史超过 2 年的，80% 的人符合抑郁症的条件。而 61.8% 的抑郁症患者首发症状是失眠，90% 的抑郁症患者主诉为失眠。为什么睡眠与耳鸣关系这么密切呢？因为听觉系统是人体的报警系统。人的大脑每天产生约 7g 的代谢产物（垃圾），1 年内产生的垃圾总量就与大脑的总质量相当。阿尔茨海默病患者脑内出现的 β- 淀粉样蛋白就是这种垃圾。人只有在深睡眠期才能清除这些垃圾。一旦睡眠出现障碍，这些代谢产物在脑内蓄积，到某种程度就会报警，耳鸣就是报警的方式。影响睡眠障碍的原因很多，如生活不规律、女性更年期内分泌紊乱、OSAHS、慢性疼痛等。除了可能影响睡眠的问题以外，其他常见的病因主要有：偏头痛、胃酸反流、过度使用睡眠镇静药物（可影响听觉中枢对耳鸣的代偿）。有睡眠障碍的人，常常使用镇静药物，而过长时间使用，会影响中枢功能，影响耳鸣的中枢代偿。

②耳鸣与偏头痛：偏头痛的患者常伴有耳鸣。偏头痛的发病机制仍有争论，但目前多认为是血管神经功能紊乱。发病初期是短暂的缺血反应，接着就是静脉淤血状态，神经处于超敏状态。如果影响到听觉中枢，常出现听觉过敏、耳鸣、波动性听力下降（常常是可逆的）。使用扩张血管和营养神经的药物，常使耳鸣加重。一些兴奋神经的食物如酒、咖啡、茶叶等也可使耳鸣加重。女性偏头痛患者常有睡眠障碍以及更年期内分泌紊乱，也是造成耳鸣的重要原因。过去的观点认为，食物引起耳鸣的主要原因是过敏。研究发现，肠道内有大量神经细胞存在，总数与脑组织的神经细胞数目接近。这些神经系统具有脑细胞类似的功能，可以分泌大量的神经介质，被称为"第二大脑"。肠道内这种神经细胞分泌功能可以解释为什么兴奋类的食物可以诱发偏头痛。

③耳鸣与胃酸反流：胃酸反流分两种，一种是液体反流，一种是气体反流。液体反流患者自己感觉往往比较明显，即觉得火辣辣的烧灼感。而气体反流患者往往自觉反酸症状不明显。患者往往有咽喉部不适、咽痒咳嗽、声音嘶哑、痰多、感觉自己说话有回响、有耳闷堵感。这与进食时间、体位等有关。耳闷堵感往往晨起时较轻，下午重。这是因为胃酸的酸气上行，烧灼鼻咽部咽鼓管的开口所致。检查时往往能看到腭垂披裂慢性充血水肿。40%的分泌性中耳炎鼓室积液中发现有胃蛋白酶存在。咽鼓管的重要生理机制之一就是防止胃食管反流进入中耳。胃酸反流是咽

鼓管球囊扩张以及咽鼓管吹张的相对禁忌证。咽鼓管球囊扩张和吹张可使耳鸣加重。所以在进行这些相关的治疗前一定要除外胃酸反流。

④耳鸣与呼吸睡眠暂停综合征：呼吸睡眠暂停综合征也与耳鸣有关。夜间反复觉醒导致睡眠质量下降，很难进入深睡眠。人只有在深睡眠中才能清理掉大脑每天产生的代谢产物（垃圾），如果不能进入深睡眠，这些代谢产物清理不掉，就会以"耳鸣"的形式发出报警。而且 OSAHS 患者常伴有肥胖、高血压、糖尿病、缺血性心脏病等。咽腔负压增加导致胸腔负压增加，引起胃酸反流。因此肥胖常有咽鼓管功能障碍。胃酸反流会使自体的声音，和耳鸣声音放大，加重耳鸣症状。血氧饱和度下降可导致肾小球滤过量增加，夜尿增加。频繁起夜也会影响患者的睡眠质量。

88. 美国的耳鸣治疗指南对中国临床医生的指导意义不大

（1）急性耳鸣的治疗：急性耳鸣的基本治疗原则是尽量消除耳鸣，防止演变成慢性耳鸣。

①伴有听力下降的急性耳鸣的治疗：治疗方案同突发性耳聋。按照不同的听力曲线，采用不同的治疗方案。

②不伴有听力下降的急性耳鸣的治疗：这种类型的耳鸣往往非听觉系统病变。病因主要是听觉系统周围病变（包括外周与

中枢），常常与精神压力过大（主要是男性）、情绪波动（女性常见）、长期生物钟紊乱、偏头痛等疾病有关。如果相应的病因能够得到控制，耳鸣基本上都能逐渐缓解。

（2）慢性耳鸣的治疗：耳鸣疗效不好最主要的原因是病因复杂，如果总是企图用一种手段（如声音治疗）或一种药物治疗所有的耳鸣显然是做不到的。在中国，医生每天需要接诊大量患者，短时间内很难找到明确的耳鸣病因。

2015 年美国制定的耳鸣诊疗指南，其适用对象是半年以上，未找到明确病因的"恼人的"慢性耳鸣患者。仔细理解会发现：①已经关注到耳鸣可能自愈的倾向，但是半年时间偏短。实际上那些急性听力下降患者往往在 1 年左右，90% 会自行代偿。因此慢性耳鸣的病程定义建议同德国指南，应为 1 年。②所谓"恼人的"耳鸣即失代偿性耳鸣，即出现了睡眠障碍、焦虑、抑郁等精神心理症状。③原因不明。原因不明当然不会没有原因，只是没有找到原因。能否找到原因全看医生的功底能力了。年轻医生即使使出洪荒之力，找出耳鸣病因的比例也不会太高。其实临床医生最主要的职责就是努力寻找病因，并加以处理。对于这些所谓的慢性耳鸣，没有找到明确的病因，又除外了恶性耳鸣（如听神经瘤），医生就不愿总是花很多时间，于是很自然地介绍给听力师或理疗师。他们没有处方权，声音治疗就是护身法宝了。所以美国的耳鸣指南对中国临床医生的指导意义不大。

慢性代偿性耳鸣（即非恼人性耳鸣）不用特殊治疗。但是要叮嘱患者，如果病情有变化，随时就诊，防止其变成失代偿性耳鸣（即恼人性耳鸣）。

而慢性失代偿性耳鸣过去的观点认为，慢性耳鸣有中枢化的趋势，这也是慢性耳鸣难以用手术或者药物治疗的主要原因。随着研究的深入，中枢调控机制的提出，只要能够找到明确病因，并进行病因治疗，很多慢性耳鸣也是能够逐渐减轻甚至消失的。所以如何快速准确地分析寻找病因是目前关注的热点。

如果只有单纯的听力下降，听觉中枢常常可以代偿，耳鸣常常在急性听力损伤 1 年后减轻，不再成为烦恼。慢性耳鸣常有多种病因存在，使"阿控门"失效，听觉中枢无法达到代偿（"阿控门"是台湾赖仁淙教授提出，取自 nucleus accumbens 音译，命名为阿控门，这也是耳鸣的开关。在此，向赖仁淙教授二十几年对耳鸣的投入、认真、努力致敬）。如果慢性失代偿性耳鸣伴有听力下降，助听器（如耳鸣频率在 4kHz 以上，需要掩蔽器）是首选治疗方案。

那么如何实现听觉中枢对耳鸣的代偿？①认真分析耳鸣的病因。依次为：睡眠障碍、偏头痛（更年期以后女性要注意内分泌紊乱）、胃酸反流、OSHAS 等，并进行相应的处理控制。②患者常有睡眠障碍，但是过久使用镇静药物会使中枢代偿能力下降，长期无法代偿。③白天适当使用改善脑循环制剂如银杏叶制剂及营养神经药物，可促进听觉中枢的代偿能力。④声音治疗有助于部分患者对耳鸣的代偿。有听力下降者优先考虑助听器。如果耳鸣的频率在 4kHz 以内，单纯使用助听器就可以解决问题。这时可以单独编一套程序，放大环境噪声就能起到抑制耳鸣的作用。但是 70% 以上耳鸣的频率都在 4kHz 以上，此时需要另外再加一个耳鸣掩蔽器才能控制高频耳鸣。

"久鸣必聋"只是一种传说，不是必然。

参考文献

1. Claire LS，Stothart G，McKenna L，et al.Caffeine abstinence：an ineffective and potentially distressing tinnitus therapy.Int J Audiol，2010，49（1）：24-29.

2.Paschoal CP，Azevedo MF.Cigarette smoking as a risk factor for auditory problems.Braz J Otorhinolaryngol，2009，75（6）：893-902.

3.Kaźmierczak H，Doroszewska G.Metabolic disorders in vertigo，tinnitus，and hearing loss.Int Tinnitus J，2001，7（1）：54-58.

4.Doroszewska G，Kaźmierczak H，Doroszewski W.Risk factors for inner ear diseases.Pol Merkur Lekarski，2000，9（53）：751-754.

5.Pulec JL，Pulec MB，Mendoza I.Progressive sensorineural hearing loss，subjective tinnitus and vertigo caused by elevated blood lipids.Ear Nose Throat J，1997，76（10）：716-720，725-726，728 passim.

6.Basut O，Ozdilek T，Co kun H，et al.[The incidence of hyperinsulinemia in patients with tinnitus and the effect of a diabetic diet on tinnitus].Kulak Burun Bogaz Ihtis Derg，2003，10（5）：183-187.

7.Sutbas A，Yetiser S，Satar B，et al.Low-cholesterol diet and antilipid therapy in managing tinnitus and hearing loss in patients with noise-induced hearing loss and hyperlipidemia.Int Tinnitus J, 2007, 13 (2)：143-149.

8.Almeida TA, Samelli AG, Mecca Fdel N, et al.Tinnitus sensation pre and post nutritional intervention in metabolic disorders.Pro Fono, 2009, 21 (4)：291-297.

9.Michaelides EM, Sismanis A, Sugerman HJ, et al.Pulsatile tinnitus in patients with morbid obesity：the effectiveness of weight reduction surgery.Am J Otol, 2000, 21 (5)：682-685.

10.Biesinger E, Heiden C, Greimel V, et al.Strategies in ambulatory treatment of tinnitus.HNO. 1998, 46 (2)：157-169.

11. 余力生，于德林 . 颈性耳鸣 . 中国耳鼻咽喉颅底外科杂志，1999, 5 (1)：19.

12.Feldmann H.Tinnitus.NewYork：Georg Thieme Verlag Stuttgart, 1998.

13.Preyer S, Bootz F. TinnitusmodellezurVerwendung bei der Tinnituscounsellingtherapie des chronischen Tinnitus. HNO, 1995.

14. 余力生 . 瞬目引起耳鸣 . 临床耳鼻咽喉科杂志，1997（增刊）.

15. 余力生，王洪田 . 耳鸣概述 . 听力学及言语疾病杂志，2004, 12 (6)：368-370.

16. 余力生，徐永良，于德林，等 . 耳鸣的诊断与治疗 . 临床耳鼻咽喉科杂志，1998, 12 (4)：147-149.

17.Eysholdt U.The treatment of tinnitus.Fortschr Med, 1990, 108 (21)：407-410.

18. 李艳青，梁辉 . 耳鸣的手术治疗现状 . 听力学及言语疾病杂志，2009, 17 (5)：507-509.

19.Plontke S.Therapy of Hearing Disorders：Conservative Procedures // Beleites

E，Gudziol H.Restoring Methods of fuctional defects in head and neck. Current topics in Otorhinolaryngology Head and neck Surgery，Vol. IV. Scientias Ltd，2005：3-65.

　　20.Meikle M，Taylor-Walsh E.Characteristics of tinnitus and related observations in over 1800 tinnitus clinic patients.J Laryngol Otol Suppl，1984，9：17-21.

　　21. Biesinger E，Heiden C，Greimel V，et al.Strategies in ambulatory treatment of tinnitus.HNO，1998，46（2）：157-169.

（马　鑫　整理）

出版者后记

Postscript

1年时间，365个日夜，300位权威专家对每本书每个细节的精雕细琢，终于，我们怀着忐忑的心情迎来了《中国医学临床百家》丛书的出版。我们科学技术文献出版社自1973年成立即开始出版医学图书，40余年来，医学图书的内容和出版形式都发生了很大变化，这些无一不与医学的发展和进步相关。

近几年，中国的临床医学有了很大的发展，在国际医学领域也开始崭露头角。以北京天坛医院牵头的CHANCE研究成果改写美国脑血管病二级预防指南为标志，中国一批临床专家的科研成果正在走向世界。但是，这些权威临床专家的科研成果多数首先发表在国外期刊上，之后才在国内期刊、会议中展现。如果出版专著，又为多人合著，专家个人的观点和成果精华被稀释。

为改变这种零落的展现方式，作为科技部所属的唯一一家出版机构，我们有责任为中国的临床医生提供一个系统展示临床研究成果的舞台。为此，我们策划出版了这套高端医学专著——《中国医学临床百家》丛书。"百家"既指临床各学科的权威专家，也取百家争鸣之义。

丛书中每一本书阐述一种疾病的最新研究成果及专家观点，按年度持续出版，强调医学知识的权威性和时效性，以期细致、连续、全面展示我国临床医学的发展历程。与其他医学专著相比，本丛书具有出版周期短、持续性强、主题突出、内容精练、阅读体验佳等特点。在图书出版的同时，同步通过万方数据库等互联网平台进入全国的医院，让各级临床医师和医学科研人员通过数据库检索到专家观点，并能迅速在临床实践中得以应用。

在与专家们沟通过程中，他们对丛书出版的高度认可给了我们坚定的信心。北京协和医院邱贵兴院士表示"这个项目是出版界的创新……项目持续开展下去，对促进中国临床学科的发展能起到很大作用"。北京大学第一医院霍勇教授认为"百家丛书很有意义"。复旦大学附属华山医院毛颖教授说"中国医学临床百家给了我们一个深度阐释和抒发观点的平台，我愿意将我的学术观点通过这个平台展示出来"。我们感谢这么多临床专家积极参与本丛书的写作，他们在深夜里的奋笔，感动着我们，鼓舞着我们，这是对本丛书的巨大支持，也是对我们出版工作的肯定，我们由衷地感谢！

在传统媒体与新兴媒体相融合的今天，打造好这套在互联网时代出版与传播的高端医学专著，为临床科研成果的快速转化服务，为中国临床医学的创新及临床医师诊疗水平的提升服务，我们一直在努力！

科学技术文献出版社